健康的逻辑

杨秉辉_著

生活行为与慢性病

愉快阅读60篇医学科普小品文

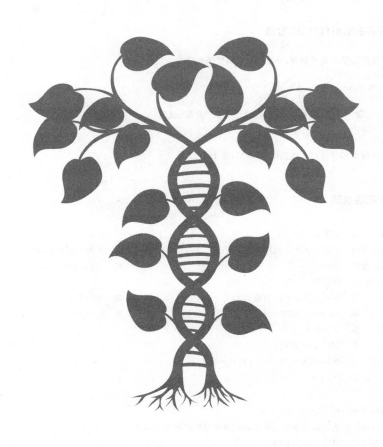

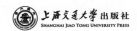
上海交通大学出版社
SHANGHAI JIAO TONG UNIVERSITY PRESS

内容提要

本书从一位资深医学界人士的角度出发,以一篇篇小品文的形式,介绍了日常生活中应注意的生活行为与习惯及应对一些常见疾病的要点。对于一些大众耳熟能详的健康知识,作者给出了它们背后的生理学原理;将流于表面的口口相传、真假难辨的说法,变成了具体的、有指导性的知识;而对于一些误传的信息,予以了澄清。本书集科学性与常识性于一体,相信必定会受到广大读者的欢迎。

图书在版编目(CIP)数据

健康的逻辑/ 杨秉辉著. —上海:上海交通大学
出版社,2017
ISBN 978 - 7 - 313 - 17644 - 8

Ⅰ.①健⋯ Ⅱ.①杨⋯ Ⅲ.①生活方式-关系-健康
Ⅳ.①R163

中国版本图书馆 CIP 数据核字(2017)第 168137 号

健康的逻辑

著　　者:杨秉辉

出版发行:上海交通大学出版社　　　　　地　　址:上海市番禺路 951 号
邮政编码:200030　　　　　　　　　　　电　　话:021 - 64071208
出 版 人:郑益慧
印　　制:苏州市越洋印刷有限公司　　　经　　销:全国新华书店
开　　本:880 mm×1230 mm　1/32　　印　　张:8
字　　数:139 千字
版　　次:2017 年 8 月第 1 版　　　　　印　　次:2017 年 8 月第 1 次印刷
书　　号:ISBN 978 - 7 - 313 - 17644 - 8/ R
定　　价:35.00 元

前　言

　　生老病死是自然界的法则。对人来说，无论帝王将相、平民百姓概莫能外。不过，人是智慧的动物，创造并发展了科学，用科学格物致知，逐步地认识和掌握了其中的一些规律，于是人们用它来优生、抗衰老、促进健康、预防和治疗疾病，甚至推迟死亡的到来。这些关于生老病死的学问便统称为医学。虽然医学尚不能完全突破这一自然规律，但如今出生缺陷减少、许多疾病可以防治、人的寿命延长，却已经是不争的事实。

　　不过，随着社会经济的发展、医学的进步，在许多传染性疾病、营养不良性疾病被消除和控制的同时，伴随着人的寿命的延长，又产生了新的问题：慢性病诸如高血压、糖尿病、心脑血管病、癌症、慢性呼吸道疾病等的发病率猛增，严重危害民众的生命健康。此类疾病虽然可治，但更需预防。

　　今年年初国务院发布了名为《中国防治慢性病中长期规划（2017—2025）》的文件，对我国慢性病的防治工作做了周密的

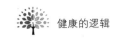

部署。文件强调了建立健康的行为和生活方式在防治慢性病中的重要性。

健康的生活方式包括合理的饮食、戒烟限酒、适当运动与心理平衡等。而健康的行为则含义更广，如何看待疾病、如何利用医疗资源、如何辨别"健康信息"的真伪等皆属其列。健康的行为和生活方式不是与生俱来的，民众需要了解、学习，社会需要宣传、推广，而医务界同仁更应该将向民众普及这些医学知识视为己任。

本人从医五十余年，诊治病人无数，但深感预防疾病、促进健康之重要。而如今严重危害健康的慢性病的预防更应着重于建立健康的生活方式，此为一；其二，事实上我国数亿中老年人，已经慢性疾病缠身，对于这些疾病的合理治疗，其实亦是预防——医学名词为"二级预防"，即预防严重的并发症。治愈这些慢性病可能性不大，但预防严重的并发症却完全可能。

近年来，陆续写了些相关的文字，其中少部分亦曾在某些报刊上刊出过。此次承上海交通大学出版社负责同志鼓励，复将其整理、改写，以期与其他各篇风格统一，用于出版。此前本人亦曾出版过一些讲述健康生活方式的医学科普书籍，承蒙读者厚爱，尚以为可读。此次出版的不同之处在于：除包括了一些最新的健康生活方式资讯外，亦包括了部分上述关于合理治疗、二级预防的内容，是为使读者更多受益之意。

本书名为《健康的逻辑》是为强调不良生活行为与慢性病之间的关系。希望能引起读者对建立健康生活方式的重视。

医学名词多晦涩难懂、医学内容多枯燥无味，是医学科学普及的难点。许多年来，致力于医学科普的同仁曾努力将其写得通俗易懂，如今随着民众文化水平的提高，这一难题已逐步解决。但医学内容之枯燥无味则仍横阻于作者与读者之间。近年有些媒体尝试增加民众接受此类知识的兴趣，却又似有将医学知识"娱乐化"之嫌，如何解决尚待专家们研究。就出版物而言，若将医学知识写成诗歌、小说之类固然读者爱读，但恐不易在有限的篇幅中将科学的内容表述充分。本书中的各篇，每篇在 1 500～1 800字之间，一篇一题、各皆独立，夹叙夹议，在讲清楚科学原理的同时努力写得活泼些，成一种小品文的形式，使读者在阅读之时即或不觉愉悦，至少也不感枯燥。是否能达此目的，尚待读者、专家评述。

健康的行为与生活方式包括的内容甚多，一则本人专业领域狭窄，无多体会之内容不敢妄写，二来有些内容已有相关专家著有佳作在先，读者尽可择优阅读，故本书内容并未能面面俱到。即使如此，疏漏、谬误之处信必有之，尚望专家、读者见教。

2017 年 6 月

目 录

序篇　也谈健康　　　　　　　　　　　　　　　　　　　1

国家发布："三减三健"防病保健　　　　　　　　　　　3

自己的健康自己负责　　　　　　　　　　　　　　　　7

莎士比亚说得好："……全在我们的意志"　　　　　　11

第一篇　健康的生活方式　　　　　　　　　　　　　　15

关于吃的"指南"　　　　　　　　　　　　　　　　　17

"病从口入"新说　　　　　　　　　　　　　　　　　22

胆固醇风波　　　　　　　　　　　　　　　　　　　26

实在应该吃得淡些、更淡些　　　　　　　　　　　　30

喝水的学问　　　　　　　　　　　　　　　　　　　34

吸烟之害：迟到的认识　　　　　　　　　　　　　　38

与嗜烟者之辩　　　　　　　　　　　　　　　　　　42

饮酒其实也伤心　　　　　　　　　　　　　　　　　47

饮酒确实能致癌   51

运动收获健康   55

让我们"健走"去吧   60

第二篇　关于心脑血管病   65

关注生活行为，预防心脑血管病   67

知道这种高血压病吗？   71

并非"意外"之"意外"   75

血管里的"斑块"   79

关注颈动脉，预防脑卒中   83

腔梗、脑梗一丘之貉   87

心梗、脑梗，肺亦可梗   90

因人而异的血脂"指标"   94

认识"他汀"   98

漫话阿司匹林   102

治疗的目的在于预防   107

用药如用兵，进退皆需慎重   111

第三篇　糖尿病与代谢性疾病   115

糖、血糖、糖化血红蛋白   117

避开糖尿病的风险   121

糖尿病与胰腺癌或有关联　　　　　　　125

肥胖与减肥　　　　　　　　　　　　　128

血中尿酸何以增高　　　　　　　　　　132

痛风病人饮食问题新解　　　　　　　　136

第四篇　癌症与防癌　　　　　　　　　141

从细胞分裂看肿瘤问题　　　　　　　　143

此消彼长，防癌还得下功夫　　　　　　147

知否"生活方式癌"　　　　　　　　　　151

喜闻上海癌情有转机　　　　　　　　　155

胃癌防治仍是任重道远　　　　　　　　158

肥胖与防癌　　　　　　　　　　　　　162

癌症的早期发现：困惑与出路　　　　　166

此等小结节或可静观其变　　　　　　　170

防癌十计　　　　　　　　　　　　　　175

懒惰的癌　　　　　　　　　　　　　　180

这些癌症可能好办些　　　　　　　　　184

第五篇　肝炎问题　　　　　　　　　　189

胜券在握，还需努力　　　　　　　　　191

应关注丙型肝炎问题　　　　　　　　　195

准父母们应加重视之事　　　198

第六篇　科学行为保健康　　　203

先看全科医生好　　　205

医学亦有无奈之处　　　209

健康不靠吃药　　　213

"少肌症"知道吗？　　　217

宜常看看方格纸　　　220

守住底线，小心受骗　　　224

"饭后不能吃水果"之辩　　　227

吃个大饼也能"增强免疫力"　　　230

女人与黄豆的那点儿事　　　233

出门旅游毋忘健康　　　237

走路防跌，吃饭防噎　　　241

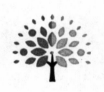

序篇

也谈健康

国家发布："三减三健"防病保健

2017年1月国务院发布了名为《中国防治慢性病中长期规划（2017—2025）》的文件，对我国慢性病的防治工作做了周密的部署。文件强调了建立健康的行为和生活方式在防治慢性病中的重要性，其中提到要开展"三减三健"专项活动。那么，什么是"三减三健"呢？文件中指出，"三减"是减油、减盐、减糖；"三健"则是指健康口腔、健康体重与健康骨骼。

减油，准确地说，应该是减少脂肪类食物的摄入。脂肪类物质中最为大家所熟知的便是胆固醇。胆固醇，尤其是低密度脂蛋白胆固醇（即所谓"坏胆固醇"），是导致动脉粥样硬化的元凶，而动脉粥样硬化又是心脑血管病的基础，故减少脂肪类食物的摄入，是预防心脑血管病极为重要的举措。此外，某些癌症如大肠癌、乳腺癌、前列腺癌等亦与高脂肪膳食有关，从防癌的角度看亦应控制脂肪的摄入。不过，关于"减油"，我国民众在认识上还存在一定的误区。比如，2016年便有过关于"无需再限胆固醇"的误解，幸而已得到澄清；又如有些人认为"植物油多食用无妨"，实则植物油中亦含有一定的饱和脂肪酸，食用过多，亦可引发动脉粥样硬化，且在高温条件下，植物油中的脂肪酸还可形成"反式脂肪酸"影响人体健康，故植物油的摄入亦需加以限制。一般家庭中，植物油主要用于烹饪食物。我国卫生主管部门发布的《中国居民膳食指南》中明确指出：烹调用油每人每日应少于 30 克。但实际生活中的情况往往超标在一倍以上，实在是应该引起充分重视之事。

减盐一事尤需多加宣传。我国民众口味素来较重，多以为淡即无味，以致据说我国民众人均耗盐量世界第一。盐摄入过多，是我国高血压发病率甚高的重要原因；盐能损伤胃黏膜的保护层，我国胃病发病率颇高与此亦有关系，甚至胃癌、食管癌的高发亦与进食高盐食物过多有关。世界卫生组织曾有盐的摄入每人每天宜低于 5 克的意见，我国卫生主管部门发布的膳食指南中考虑到我国的实际状况，作出每人每天宜低于 6 克的建议，而事实上，我国居民的实际耗盐量多在每人每天 10 克以上（最近的一个资料显示为 10.5 克）。此次发布的规划文件提出盐的摄入量到 2020 年应下降 10％、到 2025 年应下降 15％，还得下大功夫，方能达此目标。

减糖一事由于近年糖尿病发病日众，民众倒也有所警觉，不过重点只在"甜的"食品上，宣传上也多着重于对含糖饮料的控制。甜食与含糖饮料的食用确应控制，但也不能疏忽对于淀粉类"主食"的节制。一些人食量颇大，确是诱发糖尿病的原因之一。如今体力消耗减少，食量过大以致入大于出，淀粉食品也会在体内转化为脂肪，损害健康，故提倡吃饭"七分饱"是有道理的。

健康口腔的提出是此次规划当中的亮点之一。口腔是消化道的起点，食物的消化自口腔开始，此外，口腔还是与语言、社交有关的重要器官。人体的许多疾病在口腔会有反映，而许多口腔疾病更影响人体的健康，因此，关注口腔健康至关重要。对口腔健康的关注，自婴儿至老人无不需要，可以说是持续终生的需要，如新生儿时期即需关注鹅口疮问题，儿童及青少年时期应关注龋齿的预防、牙列的整齐，成人的牙周病、牙龈炎问题，老人的缺牙、义齿问题等皆需引起个人、家庭乃至全社会充分的关注。

健康体重的重要性近年已逐步为广大民众所理解，因超重与肥胖往往可能是发生高血压、糖尿病、脂代谢紊乱、动脉粥样硬化的先期征兆。但民众体重的控制，这些年来从总体上看，则几无成效，我国民众超重、肥胖者日增。究其所以，不外乎"多吃少动"四字，故提倡健康体重必得反其道而行之，在控制饮食与增加运动方面多下功夫。

健康骨骼的重要性自不待言。许多人的腰椎病、颈椎病固与久坐、低头等诱因有关，但其基础问题仍在于骨；许多老人腰背佝偻，其病因亦在于骨；老人易于骨折，甚至因之卧床不起，其因亦在骨质的疏松。我国汉民族民众的饮食中普遍缺钙，经年累月骨质疏松势在难免，解决之法一曰营养、二曰锻炼。历年更新出版的《中国居民膳食指南》皆有"提倡饮奶"之说，因为牛奶中所含之乳酸钙不但丰富且易吸收，但好事多磨，推广过程中干扰不少。体育锻炼，尤其有大肌肉群收缩的锻炼，更能增加骨骼的血液循环，于骨之健康颇为有利，应予大力推广。

"三减三健"的提法当然并非健康生活的全部内容，但也突出了我国当前健康生活中某些问题，指出了努力的方向，这一颇有新意的提法值得称道，也是我们应该努力达成的目标。

自己的健康自己负责

2017 年 1 月，中国政府首次以国务院的名义发布了一个名为《中国防治慢性病中长期规划（2017—2025）》的文件。这是一个指导在今后若干年内做好慢性病防治工作的纲领性文件，目的在于降低国家和民众的疾病负担，提高居民健康期望寿命，努力全方位、全周期地保障人民群众的健康。

众所周知，慢性病如心脑血管病、糖尿病、癌症、慢性呼吸道疾病等是严重危害我国民众生命健康的疾病。这些疾病耗用了国家卫生资源的 70％以上，所造成的死亡已占人口总死亡数的 86.6％，实在是令人触目惊心之事。前述规划以"降低因重大慢性病导致的过早死亡率"为核心目标，设置了 16 项主要的量化指标，如到 2025 年，心脑血管病的死亡率下降 15％、总体癌症的 5 年生存率提高 10％、70 岁以下人群慢性呼吸道疾病死亡率下降 15％，还提出 15 岁以上人群的吸烟率到 2025 年应降至 20％以下、人均每日盐的摄入量应下降 15％等等。目标明确，

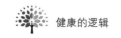

可操作性强。

对于慢性病的防治工作，医疗卫生系统自是责无旁贷，但是显然，这项工作有很强的社会性，需要集全社会之力积极推进，方能达到预期的目标。我们每一个人都是社会的一员，自然都应该为实现这一目标而努力，这是从人的社会性的角度而言的。另一方面，防治慢性病的目的是为了增进民众的健康，政府有责任从政策层面作出部署，但健康是每个人自己的，人们更应该关注自己的健康，主动地去争取健康、维护健康。

慢性病高发的原因是多方面的，从现代生物学的观点来看，许多慢性病是属于"多基因遗传易感性疾病"。这些疾病的发生与若干基因所表达的遗传因素有关，但是它们并不是一般意义上的遗传性疾病，遗传因素只是使得人们对某些致病的因素更加"易感"，即更容易受到影响罢了。所以关键的问题还是在于"致病因素"。慢性病的致病因素在哪里？现代科学研究有力地给出了答案：许多，甚至几乎 80%，即在人们的生活行为之中。许多慢性疾病甚至可以称之为"生活方式病"，即因不良的生活行为所导致的疾病。

这些年来，说到健康，人们往往十分关注诸如雾霾、PM2.5、食品添加剂、转基因农作物等话题，当然，这也是十分必要的。政府为保障民众健康确实应该加强环境保护、严格监管食品卫生、谨慎对待转基因作物的种植和推广。但是，一位一天吸一包烟的人，吸入的有害物质肯定多于在雾霾天气中吸入的有害物质，何况吸烟的人也还是会吸入大气中的 PM2.5，而且还会造就影响周围人群的"二手烟"。长年高脂、高盐的饮食对健康造成的危害，也肯定大于食用几个含有"苏丹红"的咸鸭蛋……

此次颁布的慢性病防治中长期规划中明确提出要"提高居民健康期望寿命"。2016 年制定的"健康中国 2030"规划对此已经给出了具体的目标：2030 年达到 79 岁，较现在提高 3 岁。这实在是一个十分鼓舞人心之事。世界卫生组织的文件曾指出：人的健康与长寿 60% 取决于人们自己的生活方式。因此欲达这一目标，必须如规划中所指出的要"促进群众形成健康的行为和生活方式"。

人们的生活方式是在几十年的生活过程中逐步形成的，要改变不良的生活方式需要有坚持不懈的毅力，而其动力应来自对健康责任的理解："健康是自己的"，这句话许多人都赞同，并且是经常放在口边说的，但是，健康不是天上掉下来的馅饼，健康是要自己去争取的。

此次发布的"防治慢性病中长期规划"明确提出要倡导"每个人是自己健康的第一责任人"的理念，这个提法似乎首次见于政府的文件。但是这个道理却是意义深刻但又不难理解的——就如钱包是你自己的，它不满，责任不在银行；弄丢了，责任不在

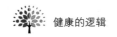

公安是一样的。

健康是一种责任，是每个人对社会、对家庭，也是对自己应尽的责任。

莎士比亚说得好："……全在我们的意志"

健康是人人都需要的。问题是健康从何而来？这就见仁见智了，道家主张修炼养生，中医认为应该顺应四时季节，西医说要提高免疫力，运动家说"生命在于运动"，卖保健品的说最好是吃他的保健品……

不过世界卫生组织倒有明确的说法："健康来自健康的生活方式。"什么是健康的生活方式？世界卫生组织也有明确的说法："合理饮食、戒烟限酒、适当运动、心理平衡"。我们把这些称为"健康基石"，即健康的基础。

随着国家经济的发展，我国民众的生活日益改善。改善最直接的反映，便是在饮食水准的提高上。菜肴的分量大大增加，且从食物的结构上看，动物性食品过多，带来动物性脂肪摄入过多。此外我国传统的烹调方法是用油炒，即使多吃蔬菜也会带来脂肪摄入过多的问题。另一方面，我国民众多数口味较重，以致盐的摄入量也严重超标。脂肪大量摄入的结果是促成动脉粥样硬化，盐吃得多是高血压的重要病因之一。而高血压、动脉粥样硬化则是冠心病、心肌梗死、脑梗死、脑溢血等严重危害我国人民生命健康的疾病的元凶。脂肪和盐的摄入过多，还与一些癌症如肠癌、乳腺癌、食管癌、胃癌等有关。我国许多民众的食量过大，热量超标，如今人们体力活动又少，这个问题便更显突出了，结果是中国的糖尿病人数达到 9 240 万，还有约 1 亿 2 000万的糖尿病预备队！

中国的烟草消费量世界第一，16 岁以上的男子吸烟的占60％，女性也有 12％吸烟。吸烟是许多癌症发病最重要的原因，人类各种癌症的起因，至少 1/3 要归因于吸烟。吸烟的人发生心血管病的危险比不吸烟的人高 10 倍。吸烟还是我国大量的"老慢支"、肺气肿的主要病因。中国的烟民许多还不知避人，以致我国除 3.5 亿烟民之外，还有 5.4 亿人受害，成为被动吸烟者。

我国曾是乙型肝炎流行的"大国"，携带乙肝病毒者占人口的 10％以上，幸而近 30 年来推广乙肝疫苗的接种，总算使青少年的乙肝病毒感染率明显下降了，因此专家们预计，再过三四十年中国的肝硬化、肝癌将会减少。不过恐怕还不能过于乐观，因为这些年来随着人际交往、应酬的增多，我国酒精消费量猛增，酒精性肝病发病率直线上升，以致我国被世界卫生组织定为"西太平洋地区酒精灾害国"之一，惜乎在"酒文化"的大旗下，国人对此毫无警觉。此外，由于"多吃少动"，超重、肥胖者日增，非酒精性脂肪肝亦在迅速增加。无论酒精性肝病还是非酒精性脂肪肝，如不加控制，任其发展，同样会引起肝硬化、肝癌。

许多民众通过体育运动来锻炼身体的意识不强。早晨起来在公园或绿地弯腰、抻腿的都是些老人，他们之中不少是已经高血压缠身、血糖明显升高的了，活动活动，当然也好。问题是我们的年轻人、中年人固然有忙于工作学习的，也有忙于上网游戏的，都说"没有时间……"。

中国虽说是礼仪之邦，但"嘴上不说，心里不快"的情况总是有的。人们的心理问题实在不少：老年人觉得养老金少了些；中年人觉得生活压力太大；年轻人觉得辛辛苦苦一年挣的工资还不及歌星唱支歌；上班的羡慕炒股的，炒股的抱怨被套牢；没车的想买车，有车的停车难……许多事情都难尽如人意，耿耿于怀，则必有损健康。

健康是人人都需要的，但健康不会是"天上掉下馅饼"，而是需要自己主动去争取。如美味佳肴，应该控制着点儿吃，其实粗茶淡饭，只求营养齐全便可；既知吸烟有害健康，何不下决心戒了，戒不了的可以寻求医药的帮助，各大医院有"尼古丁受体阻滞剂"或可以帮你戒烟成功，关键在你的决心到底下了没有；喝酒偶尔为之，切莫逞能贪杯；运动有益身心，只需养成习惯，"磨刀不误砍柴工"，明白了道理，自然也就有了时间；凡事"一分为二"，宽以待人、严于律己，人贵有自知之明……想通这些，

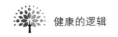

心理自然平衡。

还是莎士比亚说得好："我们的身体就像座花园，我们的意志是这花园的园丁，把花园种得百花齐放还是让它荒芜，全在我们的意志。"

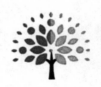

第一篇

健康的生活方式

关于吃的"指南"

"民以食为天",不过天晓得:千百年来,我们这个泱泱大国,真正解决了民众吃饭问题的朝代怕是不多。而时至今日,由于社会安定、科学进步、生产发展,尽管有些地区还要"扶贫",但饭总是有得吃的了,在许多地方甚至已经是"营养过剩"了。超重、肥胖者日增,减肥已成产业。"三高"普遍被认为是由饮食之不当引起的,健康学者高呼要"管住嘴"。但人不能不吃东西,如何吃得健康便成了人人关心的话题:有主张"辟谷"的,有提倡素食的,有指责"洋快餐"的,有调查说某百岁老人就是喜欢吃蹄膀的,到头来又有人认为"美食,人生之乐事也"……

确实,自古便有"食、色,性也"的话,要吃东西是人的本性,如今经济发展、生活改善,享受些美食自然也是好事,更何况我中华美食誉满全球。

于是,问题成了"如何既饱了口福又有益健康"了。其实这个问题在全球来说也有一定的普遍性,并非我们一国的问题。许多发达国家都制订有"膳食指南"之类的文件作为指导。我国也不例外：由国家卫生行政主管部门邀请营养专家集思广益，讨论制订了《中国居民膳食指南》，首版发行于 1997 年。随着我国经济的发展，居民饮食条件亦不断变化，于是十年之后的 2007 年又作了修订、再版。2016 年又再次修订、再版，并以国家卫生行政主管部门的名义推广。应该说这是一个"国家级"的指南。我们究竟应该怎么吃？答案应该是：按《指南》的意见办。

不妨来看看 2016 年 6 月发布的《中国居民膳食指南 2016》是怎么说的。这指南倒也简洁，共有 6 条：

1. 食物多样，谷类为主

食物多样化，具体点说是每天多于 12 种、每周不少于 25 种。营养学家们认为，世界上没有任何一种食品可以满足人体对营养物质的全部需要，母乳之对新生婴儿除外。所以饮食应该多样化，以相互补充。平时工作一忙，煮碗面条、吃点快餐应付的人可能需要注意了。相反的情况也是应该特别提醒的。煮碗面条、吃点快餐应付的固然有，但人们饮食的总体趋势是菜越吃越多、饭越吃越少了。逢年过节、酒店宴客甚至不吃主食或是只吃很少的主食了。主食多为谷类食品，能给人体提供身体活动的基本能量，而且是最"经济"的能量。这里的"经济"二字倒不仅是指谷类食物相对较为便宜，而是指谷类食物中主要含碳水化合物，若无糖尿病，则是最容易消化吸收的营养素，且碳水化合物经代谢、提供能量后即转变为二氧化碳与水，不难排出体外，可以说是"最清洁的能源"。故这以"谷类为主"四个字的确很是重要的事。

2. 多吃蔬菜、奶类、大豆

蔬菜能给人提供丰富的维生素、矿物质和纤维素。其中深色蔬菜、红色蔬菜所含营养素尤为丰富。其实烹调得法，蔬菜之清香可口，亦属餐桌上的上品。豆类之中黄豆（大豆）的营养价值最高，制成的豆制品更丰富多彩，且易消化吸收，餐桌上应不可少。奶类营养丰富，其中的蛋白质容易消化吸收，老少咸宜，乳酸钙更是补钙佳品。酸奶、奶酪不但别具风味，且酸奶之中多含益生菌及有助于人体肠道中益生菌生长的物质，于肠胃之健康、消化吸收之功能更大有裨益。

3. 适量吃鱼、禽、蛋、瘦肉

"大鱼、大肉"多含贬义，其原因在于这"大"实是指"多"，过多则不利健康，故提倡"适量"二字。不但量应该控制，这肉还强调是瘦肉，目的在于减少脂肪的摄入。脂肪摄入过多易致人体肥胖，肥胖又易引发高血压、动脉粥样硬化、糖尿病之类的慢性病，危害健康。故脂肪类食物确乎不宜多吃。鱼与禽肉中所含脂肪较少，鱼中脂肪且多含不饱和脂肪酸，于健康尚有些好处，故应适量摄取。脂肪中的胆固醇实为导致动脉粥样硬化的元凶。不过，人体的正常生理活动也需要一定量的胆固醇参与，人体每日所需胆固醇的量约为 1 000 毫克，其中的七八成人体可以自行合成，因此尚需从食物中摄取 300 毫克之数，大约也就相当于一个鸡蛋的蛋黄中的胆固醇含量。所以膳食指南中说可以"适量"吃蛋，而且还有附加说明"连着蛋黄吃"，因为蛋的营养主要在蛋黄之中。

4. 少油、少盐、控糖、限酒

"少油、少盐"是老生常谈了，但这确实是非常重要的事。因为油与动脉粥样硬化有关，盐与高血压有关，而这两者恰是心脑血管病，诸如冠心病、心梗、脑梗、脑溢血的基础。故欲预防心脑血管病，"少油、少盐"仍必须强调。《指南》的要求是每人每日烹调用的油应少于 30 克、摄入的盐应低于 6 克。曾有调查显示：上海地区的一般民众，人均每日摄入的油、盐约为 61 克与 11 克，成倍超标，实应多多重视。清蒸、煲汤之法或许能少用些油，咖喱、糖醋之味或许也可少放点盐，国人善烹饪，办法应该还是有的。

2016 年的《指南》中提出，每人每日摄入的糖应少于 25 克，因糖摄入过多亦容易导致肥胖。25 克这一标准，在一般日常生活中，除非大量饮用含糖饮料，一般问题不大。饮酒总体上来说，对健康弊多利少，《指南》中有每人每日所摄入的酒折成酒精计应少于 30 克之说。不过，许多专家都认为，其实也很难给出一个多少方属安全的准确说法。饮酒一事，总以节制些为好。

5. 杜绝浪费，兴新食尚

这一条是从社会学的角度来说的。浪费食物、暴殄天物，自应避免。有的人家为图省事，喜欢一次烹制许多菜肴，一时吃不完，每日反复烧煮，风味尽失，食欲下降，最后只好浪费了，应加以注意。

6. 吃动平衡，健康体重

饮食之目的，除饱口福外，在于为身体提供新陈代谢的原料，以及一切活动，甚至包括心跳、呼吸、消化、吸收、思考、记忆等生理活动所需要的能量，故饮食不可或缺，但也不可过量。健康之道在于平衡，故在《指南》中还有吃动平衡，以维持健康体重这一条目。如今我国许多民众总体上是"多吃、少动"，尽失平衡，于健康自属不利，亦应引起十分的重视。

所谓"脾胃乃后天之本"，饮食之事关乎健康，多加注意，口福与健康俱得，岂不妙哉。

"病从口入"新说

　　"病从口入"一词以往是用于表述经消化道传染的疾病。欧美国家著名的例子是"伤寒玛丽"的故事：玛丽是个身体健康的家政服务人员，然而在她帮工的人家，几乎家家都有人得了伤寒病，后来经查明，玛丽是个伤寒病菌的"带菌者"，她制作的食物常被伤寒病菌污染，以致许多人"病从口入"地得了伤寒病。在中国，20 世纪 80 年代，上海地区居民生食被甲（型）肝（炎）病毒污染了的毛蛤，引发甲肝大面积暴发。民众都知道这叫"病从口入"。

　　如今经济发展，卫生条件改善，消化道传染病明显减少。威胁人们健康的是大量的慢性非传染性疾病，如心脑血管病、癌症、糖尿病及慢性呼吸道疾病等。这些疾病的后果远比伤寒病、甲肝之类严重，已成为我国民众主要的致死病因。其中心脑血管病更是独占 40% 以上，成了对我国民众最严重的生命威胁。

　　这类慢性疾病的发生有一定的遗传背景，但它们并不是遗传性疾病，遗传因素充其量只是使人们对引起这些疾病的致病因素更为"易感"些罢了，发病的关键还在于致病因素的作用。致病因素许多即在人们的生活行为中，比如饮食不适当、吸烟、酗酒、缺少运动等等。其中饮食不当引发的疾病，应该也属"病从口人"之列。

《美国医学会杂志》最新发布了一个重要的研究结果：心脑血管病与糖尿病病人的死因半数以上可以归因于不适当的饮食，并详细给出了10种不当饮食在其中所占的份额：

高钠饮食9.5%，坚果类摄入不足8.5%，加工肉类摄入过多8.2%，ω-3脂肪酸类摄入不足7.8%，蔬菜摄入不足7.6%，水果摄入不足7.5%，含糖饮料摄入过多7.4%，全谷类摄入不足5.9%，多不饱和脂肪酸摄入不足2.3%，以及未加工的红肉摄入过多0.4%。

这组数据十分翔实，尽管美国人的饮食习惯与我们不尽相同，但应该说也很有参考意义，值得我们借鉴。

在这10项不当饮食中居首位的是高钠饮食，这一条就很值得我们关注。钠的摄入最主要的是通过作为调味品的食盐（氯化钠）吃进人体。我国民众口味素重，人均盐的摄入量居世界第一，我国民众还普遍使用味精（谷氨酸钠），亦是高钠饮食的重要原因之一。曾有报道称美国人均耗盐量每日3.7克，而我国人均则在10克以上，若再加上味精（此物美国人是不用的），以钠而论，何止 3 倍！高钠饮食是高血压病的重要发病因素，与心脑血管病的关系极为密切。2017 年中国政府发布的《中国防治慢性病中长期规划（2017—2025）》中希望达到的目标中便有：到 2025 年我国民众人均耗盐量下降 15％。要改变民众的口味，绝非易事，看来仅此一项便是任重道远。

大量的肉类摄入，在我国几乎已成生活改善的标志。肉类之中我国民众尤喜红肉，而汉民族尤喜含脂肪丰富的猪肉。我国民众原本有喜食腌肉的习惯，而今由于生活节奏加快，加工肉类更大行其道，且不谈掺杂伪劣之事，即合格的加工肉类中的脂肪、盐，过多食用亦皆不利于心血管的健康。

蔬菜摄入不足是肉类摄入过多的另一侧面，如今许多民众日常菜肴中荤菜多于素菜已成定势。《中国居民膳食指南》指出每人每日应摄入蔬菜 300～500 克，在经济较为发达地区一般民众则恐皆不达标。我国各地水果供应充分，但部分民众尚缺少每天食用水果的习惯，甚至有以其为"零食"加以排斥的。

全谷类是指粗加工的谷类，摄入不足的情况在我国亦甚普遍，《中国居民膳食指南》曾要求谷类食物应"粗细搭配"，但一般民众仍缺少适当吃些粗加工粮食的意识，自然便会全谷类摄入不足。

其他如 $\omega-3$ 脂肪酸类摄入不足、含糖饮料摄入过多、多不饱和脂肪酸摄入不足等事实上亦是存在。这些饮食问题其实不仅涉及心血管的健康问题，与人体的免疫力、抗衰老能力，甚至防癌等皆有关系。

　　"他山之石，可以攻玉"，美国人的研究成果自然可以为我所用，饮食与疾病关系密切，警惕"病从口入"，科学的饮食习惯可以带来健康。

胆固醇风波

胆固醇是一种脂肪类物质。脂肪是人体必需的营养素，它能提供人体活动的能量、保护人体的内脏、维持人的体温……若说其中的胆固醇，其作用就更是重要了：神经传导的介质，犹如邮局装载邮件的邮车，信息靠它传送，而这介质是由胆固醇转化而来；胆固醇是性激素的前身，假若全无，世上将无亚当、夏娃之分；脂肪要在肠道中消化吸收，需要胆汁酸帮忙，胆汁酸则是由胆固醇在肝脏中转化形成；骨骼需要钙，吸收钙需有维生素 D，而人体皮肤下面的脱氢胆固醇经紫外线一照，便能自动生成……

这些作用是从理论上说的。千百年来人们对富含脂肪、胆固醇的食物趋之若鹜，其实也只是因为这类食物可口罢了。

到了近代，生产发展，食物丰富，人们大饱口福之时，肥胖症、糖尿病、心脑血管病之类却接踵而来。一查，发现竟是与此类富含脂肪、胆固醇的食物有关，于是有了限制含脂肪、胆固醇的饮食之说。在各类脂肪之中，研究发现：沉淀在动脉血管壁中造成动脉粥样硬化，以致引发心脑血管病的便是氧化了的低密度脂蛋白胆固醇。于是胆固醇更被推到了风口浪尖。胆固醇固属人体之必需，但多了不行。于是美国、欧洲的心脏学会多次推出控制胆固醇的计划，口诛笔伐、改进食品、研制新药，许多年努力下来还确实有效，随着脂类饮食的控制，胆固醇的摄入减少，血液中脂类成分下降、低密度脂蛋白胆固醇减少，心脑血管病的发生率的确有了下降。

不意后来事情有了转折。先是有研究发现人体内的胆固醇有近80％是人体自身在肝脏中制造的，吃进来的只占少数，说得绝对些：你一点儿胆固醇也不吃，若你身体制造胆固醇的能力强，血里的胆固醇照样高。这个信息似乎暗示了富含胆固醇的食物并不一定需要严格控制，让老饕们暗喜。接下来又有学究派人物指出，当初说食物中的胆固醇引起动脉粥样硬化的证据还嫌不足。更有激进人士认为都是卖降脂药的厂家的主意……

一系列质疑之下，人们注意到美国2015年出版的膳食指南中不再提控制胆固醇的事了。美国人吃面包，中国人吃米饭，吃的东西不尽相同，一般民众本不关心美国人吃些什么、他们的指南说些什么。不料2016年5月13日我国卫生行政主管部门发布的新版《中国居民膳食指南（2016）》中果然也没有限制胆固醇饮食的条文，而是有"适当吃鱼禽蛋瘦肉"的话了。于是很有些人理解为现在不限胆固醇了，甚至网上都有"美国政府都认错了"的说法了。更有人以为血中低密度胆固醇增高也不必治疗了……

　　孰是孰非，当然应该看是谁说的。美国卫生及公共服务部、中国卫计委，自然是两国的国家权威机构，假不了。但是，我们也需要正确地解读和了解成文的背景。

　　据我国相关专家介绍：美国多年强调控制胆固醇的摄入颇见成效，2010—2015年美国人均每日胆固醇的摄入量只有270毫克，降到了推荐量300毫克以下这个范围内了，他们不再强调限制胆固醇，是因此之故。我国的指南中说可以"适当"吃蛋了，这"适当"是多少呢？专家的解释是："比如每天吃一个鸡蛋"。一个鸡蛋的蛋黄中所含的胆固醇约300毫克，是在合理范围内的，因为人体也需要一定的胆固醇。何况鸡蛋黄中所含的丰富的蛋白质、维生素、微量元素皆是人体重要的营养物质，适量摄入有益健康。

　　所以营养学专家的说法是：在膳食指南中未提胆固醇的限量问题，不等于可以放开吃进许多的胆固醇，富含胆固醇的食物只能"适当"地吃一点。膳食指南说的没错，只是人们不能误读。

　　在这"不再限胆固醇"的风潮中，有人觉得既然可以放开吃进胆固醇，那么何必再做降胆固醇的治疗？一下子心脑血管病治疗的基础也动摇了。于是临床专家们赶紧强调：食物中的胆固醇吃了未必皆能百分之百地吸收，吸收了的胆固醇转化为高密度脂蛋白胆固醇还是低密度脂蛋白胆固醇也并不一定，但血液中的胆固醇却是已经是明摆在那儿的了，若是低密度脂蛋白胆固醇过高，则引发动脉粥样硬化势在必然。所以饮食中的胆固醇或许可以"放开"一点，血液中的（低密度脂蛋白）胆固醇高了则必须治疗，不能放松。

话说回来，虽说人体内的胆固醇绝大部分是人体自己制造的，但若是已经"血脂增高"了，再吃进许多胆固醇也是不适合的，其理自明。

实在应该吃得淡些、更淡些

这些年来由于糖尿病的病人猛然增多，糖的名声坏透。新闻媒体对糖多有挞伐，无糖面包、无糖糕点充斥于市，无糖也成了一个卖点。其实面包是面粉做的，糕点的主料也是面粉，面粉即淀粉，其化学成分就是多糖，一旦分解，统统变成葡萄糖。

在糖遭受口诛笔伐之时，盐却躲过了人们的视线。在某种意义上说，盐甚至受到人们的推崇。我国民众普遍认为多吃点盐才有力气，认为盐能"吊鲜"，少了盐菜便"淡而无味"。以致据统计，我国民众人均耗盐量居世界第一！

盐的化学成分为氯化钠，无论氯或钠皆为人体新陈代谢所必需，如若缺乏可致低钠综合征，的确会导致全身无力、恶心呕吐、心律失常等病况。然而盐的过量摄入亦会引起许多疾病。其中最主要的便是高血压与胃病。

高血压是导致心脑血管病，如冠心病、心肌梗死、脑梗死、脑溢血的元凶之一，甚至有"没有高血压，便没有脑溢血"之说。而我国高血压病患者甚众，据估计约有 3 亿之多，不过其中约半数患者并不知道自己已经患了高血压病而已。高血压病的发病与遗传因素有关，父母患高血压病的，子女发生高血压的危险性明显加大，工作与生活的压力也是高血压的重要原因。高血压的发生还与人的生活行为相关：高脂肪饮食、缺少运动、吸烟、嗜酒、情绪急躁等都与高血压的发病相关。此外，盐的摄入过多，更是引发高血压的一项重要因素。

当血液中盐分过多时，人体内的"化学感受器"便兴奋起来，使人感到口渴，于是人便要喝水，水被吸收入血液，用以稀释过多的盐分。即使不喝水，当血液中盐分过多时，人体组织里的水分也会透过毛细血管被吸收进入血液之中，使血中过多的盐分被稀释，以达成人体内环境的平衡。不管是哪种情况，结果皆是使得血液循环的总量增加。一个人平均约有 4 000 毫升的血液，吃得太咸的人，据研究，血液循环的总量约可增加 15％～20％，即 4 000 毫升的血液加了 600 毫升至 800 毫升的水。这些液体都要心脏将它们"循环"起来，心脏被迫加强收缩的力度，且不说日久可致心力衰竭之事，即只论心脏收缩力加强，搏出的血液对血管壁的冲击力也就增大，而血管受到冲击力的大小，即是决定收缩压高低的重要因素之一。而且，当血管中流动着的液体量大，心脏舒张、血管壁受到冲击力扩张后，回缩时受到的阻力便也增大，便是舒张压增高的原因。除此之外，当血液中盐分过多时，肾脏便会分泌更多的"肾素"，而肾素则会使得人体内不活跃的"血管紧张素原"演变为具有活性的"血管紧张素"。血管紧张素，顾名思义，是使血管紧张的物质，血管紧张的表现便是血管收缩，血管收缩了，血压自然升高。就好比：孩子长大了（血液循环的量加大），旧衣服穿在身上会觉得"紧绷绷"，偏偏这衣服又缩水（血管收缩）了，这就更"紧绷绷"了，也就是血压升高了。在我国大凡盐消耗量大的地区，高血压的发病率即高，便是明证。

盐摄入过多还与胃病有关。其实我们吃的美味佳肴也只是饱了口福而已，胃则是被动地承受这一切。胃分泌的一层黏液均匀地依附在胃黏膜上保护这层黏膜。可惜的是这层黏液却不耐盐，盐能直接破坏这层黏液，使胃黏膜失去保护，以致酸甜苦辣直接刺激胃的黏膜，甚至致癌物质亦得以长驱直入，胃岂有不病之理。据估计我国约有 1/5 的人一生中曾患胃或十二指肠溃疡，患急、慢性胃炎的便更多了。胃癌甚至曾经是我国发病率最高的癌！胃或十二指肠溃疡、胃炎、胃癌的病因甚多，比如幽门螺杆菌感染便是重要的病因之一，但高盐饮食的摄入确也与之有关。我国胃癌的发病率北方高于南方，恐亦与北方人吃得较咸有关。

当然，人不能不吃盐，世界卫生组织的建议是：每人每天摄入的盐以不超过 5 克为宜。我国的"膳食指南"考虑到我国民众的饮食习惯，提出每人每天不超过 6 克。须知这里所指的 6 克，是以氯化钠来计算的，故除食盐之外，酱油中的盐、咸鸭蛋中的盐、咸菜里的盐等等，凡是摄入的盐分皆应包括在内。据最近的一份资料显示，我国居民每人每天摄入的盐平均为 10.5 克，则是明显地超标了。

以前我国民众食入的盐分过多，可能与经济与食品保鲜技术落后，过多食用盐腌制的食品有关。而今经济发展，生活改善，每日所食之菜肴增多，也许我们的口味并未变得更重，但我们现在吃的菜，无论品种或数量皆比过去有明显的增加，随着这些菜进入我们体内的盐，也在不经意中明显地增加了。

我国民众对于饮食不宜过分油腻，多数已有些认识，但对于高盐的摄入对健康的影响则大多并不知晓。所以通常说到饮食宜乎清淡，多只理解为不可过于油腻，其实不仅是少油，这个"淡"字当中的少盐之意，是万万不可将其"淡化"了的。

或许精确控制一天食入多少盐是有点困难的，但至少"吃得淡些有益健康"，应成为我国民众的共识。

喝水的学问

俗话说："女人是水做的，男人是泥做的。"其实男人也是水做的，没有水，泥怎么能成形？岂止人，一切生物体，不论动物、植物，甚至细菌都含水，也就是"水做的"，至少都有水的参与。可以说：没有水，就没有生命。宇宙学家要考察某个星球上有没有生命，首先考察它有没有水，若是连水也没有，生命之事就免谈了。

人是在陆地上生存的动物，但生物学家研究认为，陆地上的动物都是从水生动物进化而来的。那是上亿年前的事情，我们并没看到，但人的胎儿却确确实实是在妈妈子宫里泡在羊水里形成、长大的。婴儿身体里 80％ 都是水，成人也有 70％，换句话说，一个 100 斤重的人，其中 70 斤是水。人体中的血液、淋巴液、脑脊液的主要成分都是水；人是由细胞构成的，细胞有细胞壁、细胞核、细胞浆（细胞质），浆者水也，至少其中主要是水。

生物体都是在不断新陈代谢的，人体内的水也在不断地新陈代谢，大便、小便、出汗、呼出的水气都排出水分，还有参与身体构造的水分，所以人需要不断地补充水分，以维持水在人体内的收支平衡。若是缺少了，便会影响健康：缺水 2%～3%人便感到疲乏无力、食欲不振；缺水 5%便会面色苍白、血压下降；缺水 10%便会昏迷不醒、性命难保。

　　人需要喝水。喝多少水呢？这就有学问了。有人统计了人一天中排泄物中的水分、出汗、呼出的水气，从而算出人需要补充的水分。不过有人尿多、有人尿少，夏天汗多、冬天汗少，还有参与身体构造的水分，每天是多少也没法精确计算，当然也不必精确计算，有个大概的数字也就行了。中国卫生主管部门曾发布过一个《中国居民膳食指南（2007）》的文件，其中提到每人每天饮 1 200 毫升至 1 600 毫升水。这个"指南"到2016 年再版时提到的数字是 1 500 毫升至 1 700 毫升，又增加了一些，看来是提倡多饮些水的。1 500 毫升至 1 700 毫升，这数字本身就有一定的范围，确实，夏季可能要多些，冬天可以少点；干体力活的可能需要多些，整天休闲的可以少点，倒也无需精确限定。

　　这 1 500 毫升至 1 700 毫升水怎么个喝法呢？一次喝下去肚子太胀，有人研究了：一天 24 小时，去掉睡眠 8 小时为 16 小时，把这些水平均分配，每小时喝 94 毫升至 106 毫升。倒也"科学"，只是太烦琐了些，当然也没这么严格的必要。大致一天四五杯水，上午、下午、晚上大致均匀地喝下去便是了，喜欢喝水的、感到口渴的，随时再多喝些也好。

有人说："早晨起床要喝一杯水，因为一夜没喝水，身体缺水，血液浓缩，容易形成血栓，引发心肌梗死、脑栓塞。"这话也不错，有心脑血管病基础的老人宜加注意。若非有此基础者，早晨起来就喝水也是好的，不然用早餐时进食些流体食物也行。有人说："晚上不能喝水，不然夜里尿多影响睡眠。"这话也不错。不过，人在睡眠时肾脏有浓缩尿液的功能，夜间多尿实多见于肾脏浓缩尿液的功能减退的老人，而非只因多喝水引起，当然，临睡之前大量饮水也不适宜。还有人说："不要等口渴了再饮水，口渴了身体已经缺水了。"这一点也应赞成。不过口渴了，说明身体需要水了，此时喝水就更为必要了。身体缺水时就口渴，正是人体的保护性反应。

总而言之，多喝点水好，除非患有肾炎、肝腹水、心力衰竭。多饮则多尿，尿中多为应排泄之废物，自然以多排掉些好。

喝什么水？河水、井水、自来水，自然以自来水最好，国家对自来水订有质量标准，只要符合标准，便可饮用，只是因为担心在管道输送过程中被污染，因此提倡烧开后再喝罢了。不过如今却又有了许多诸如矿泉水、蒸馏水、太空水、离子水、加氧水等等，各唱各的调，都说自己的好。其实对于饮用水，基本的要求只是清洁、无害两项而已。加了什么钾、钠、镁的，其实在饮食中都有，人们原本不缺。加了氧的，人非鱼，怕也不能吸收，又有何益？

以饮料代水是人类的智慧。喝茶好，红茶醒脑提神，绿茶清热利尿，不过茶叶中含鞣酸，摄入过多会影响铁等矿物质的吸收，而铁是制造红细胞的原料，故喝茶亦不宜太浓。咖啡中含绿原酸等物质，有抗氧化的作用，或可有利于延缓衰老，但一时喝得过多可使心跳加速、血压升高，故亦宜适当控制。含糖饮料少喝点可以，过多易致肥胖，甚至引发糖尿病、高血压、动脉硬化。盐开水实无必要，如今人们盐的摄入早已超标，摄入过多则易致高血压。以啤酒代水绝可不取，虽说啤酒中酒精浓度不高，但大量饮用，摄入的酒精亦甚可观，酒精对健康之危害，"你晓得的"。

喝水的学问，简单说来便是："赞成在合适的范围内多喝些水"，这水需清洁无害，其他方面其实也无太多的讲究。

吸烟之害：迟到的认识

　　肥头胖脑的丘吉尔面带微笑、嘴上叼着一支雪茄，镇定自若地指挥着抗击希特勒的战争。叼着一支雪茄，几乎成了丘吉尔的招牌形象。

　　说叼着雪茄、镇定自若，并不暗示这两者之间有什么关系。美国总统罗斯福不吸烟，日本偷袭珍珠港，重创美国太平洋舰队，也没见他惊慌失措。而丘吉尔是当时的英国首相，英国上流社会应该讲求绅士风度，吸烟有害健康，首相先生如何能公然吸烟？"健商"为何如此不高？

　　吸烟一事考诸历史，说是哥伦布发现新大陆时，从南美洲的玻利维亚带回了烟草的种子在欧洲种植，大航海时代，吸烟遂逐步在全球流行起来。如此算来这吸烟也应有了五六百年的历史了。不过人类真正认识吸烟的危害却是近几十年的事。

　　虽说有人考证出明末四公子之一的方以智在他的著作《物理小识》中说到：淡巴菇（烟草一词的音译）久服则肺焦，吐血而亡。此处应是指吸烟引发肺癌。不过这一认识似乎影响不大，既无进一步的研究，亦未引起世人的重视，可能是因为其时吸烟者为数不多，而且其时人的寿命多短，这种毒性需有相当积累方能导致的危害，多未能充分表现之故。

吸烟之盛行应在第一次世界大战之后，其时人们发明了卷烟（香烟）并制成了卷烟机，火柴亦得以广泛使用，使吸烟变得价廉和方便了，于是从达官贵人到贩夫走卒都吞云吐雾起来。随着医药的发展，人的寿命延长了，于是吸烟的危害逐步暴露出来，并开始受到人们的关注：1950 年《美国医学会杂志》发表名为《吸烟可能是支气管肺癌的发病因素》的研究论文，开启了系统研究吸烟危害之先河。1964 年美国卫生及公共服务部发布的健康白皮书指出：吸烟危害健康，应设法减少烟草的消费。直到1994 年，美国食品和药品管理局才正式认定尼古丁的成瘾性。有了对尼古丁成瘾性的认识，诸如尼古丁受体阻滞剂等有助于戒烟的药物才逐步开发出来。

虽是迟到了几百年的认识，但终究时代不同了，知识、信息"全球化"了，吸烟有害健康的认识逐步得到了全球卫生界的认同。不过，卫生界认同了不等于事情就能办好了。由于尼古丁的成瘾性，吸烟稍久之人对其中的尼古丁产生了依赖，一旦停止吸烟便可产生种种不适，若不寻求医药的帮助，吸烟者往往对烟草欲罢不能，难以摆脱。这事让各国政府亦觉犯难：烟草并非毒品，尼古丁依赖者一般并不危害社会，无法立法禁绝。更何况烟草商还能提供大量税收，甚至在一定的程度上影响各国政府相关政策的制定。于是许多国家的政府只好宣传吸烟有害、规定公共场所不能吸烟等等。

吸烟的历史五六百年，认识吸烟有害健康才 60 余年，而且最初相当长的一段时间里，医学界的认识也只是局限于"吸烟会引起肺癌"，而在吸烟者中则有人会反诘：不吸烟者亦会生肺癌。

吸烟对人之危害并不只在于引发肺癌。20 世纪 80 年代人们研究动脉粥样硬化发生的机理时发现：脂肪类物质不是简单地停滞在动脉之中导致动脉阻塞，引发心脑血管病，而是钻入动脉血管壁中导致动脉粥样硬化，进而引发心脑血管病，脂肪钻入血管壁中的先决条件则是动脉血管壁最内层的膜，即内膜的损伤。而吸烟是损伤动脉内膜的重要原因之一，故吸烟者的动脉粥样硬化来得早、来得严重。丘吉尔先生死于脑卒中看来与他嗜烟不无关系。

近年的研究还表明，吸烟不仅与肺癌、心脑血管病有关，还是致癌因素中的"大头"，喉癌、食管癌、膀胱癌、肾癌、胰腺癌、肝癌、乳腺癌等的发病因素皆与之有关。肿瘤学家研究认为人类癌症的发生甚至近 4 成应归咎于吸烟。故若不控烟，防癌之事即无从谈起了。

其实除了癌症、心脑血管病外，慢性呼吸道疾病，即老慢支

（老年慢性支气管炎）、肺气肿、肺心病（肺源性心脏病）等一系列的慢性阻塞性肺病的发生更与吸烟关系密切，甚至据估计，吸烟者最终发生此类疾病的概率在 70% 以上，其危害面当不在癌症与心脑血管病之下，而此类疾病亦是我国居民死亡的重要原因之一。

据中国居民死因调查显示：心脑血管病为我国居民死亡原因之首，次为癌症，第三即慢性呼吸道疾病。故可明确表述为：成为我国居民主要死因之疾病皆与吸烟有关！甚至有更为直接的表述称，我国现有 3 亿多烟民，其中至少 1 亿以上的人员将死于与吸烟有关的疾病！这还未包括被动吸烟造成对生命的损伤。

统计学的结果令人触目惊心，但它显示的却是事物的本质。如今科学昌明，吸烟对健康的危害，其真相已大白于天下，而且对尼古丁成瘾的解脱尚可寻求医药的帮助。人是理性的动物，应该可以在健康与屈从于尼古丁依赖之间做出正确的选择。

与嗜烟者之辩

吸烟对健康的危害已成定案，"百害而无一利"是此案之结论，即使烟草公司亦只能做点声称可以"减害"之类的小动作，无法"扭转乾坤"地证明吸烟对人体的健康有什么好处，哪怕是一点点儿的好处。

不过在嗜烟者中则还流传着一些说法为他们继续吸烟作辩解，且在吸烟者中以及一些不明事理的家属中还有点市场。这些说法对推行控烟工作殊为不利，实在应该有些针对性的澄清，方能以正视听。

说得最多的便是某领导人既抽烟又喝酒，活到多少岁之类。当然人们也会说：他们的生活条件好、医疗照顾好。这话当然也不错。不过"外因通过内因起作用"，人体内在的抗病能力也是不同的，或许某人可以不生癌，但却可能患上"老慢支"等等。而且即使生活条件、医疗照顾皆较好的领导人员也并非一定皆能长寿，工作繁忙固是原因之一，但归根结底还是这句老话——

"人是不同的"——不能以个案推及整体。

"吸烟的人倒不一定生肺癌，不吸烟的人却也会生肺癌"是许多吸烟者的自我安慰之词。说的倒也是事实，这些年来我国肺癌发病率明显上升，仔细分析下来，其中不吸烟者肺癌发病率的升高对此"甚有贡献"。究其所以，应是：被动吸烟、环境污染以及寿命的延长所致。寿命延长自是好事，但却为被动吸烟与环境污染对健康危害的积累创造了条件。寿命还是要长的，环境也是要治理的，被动吸烟也是应该制止的，所以近年来我国各级政府都在制定禁止在公共场所，甚至不在室内吸烟的行政法规。不吸烟的人生了肺癌并不能证明吸烟不会引发肺癌。这道理简单得就与吃了不清洁的东西会拉肚子，不能因为看到某人没吃这东西也拉了肚子（比如因为受凉），便认为可以吃这不清洁的东西一样。吸烟的人当然不一定都会生肺癌，但是生肺癌的人 90％都是吸烟的人啊！最新的一个资料中提到男性吸烟者发生肺癌的危险性较不吸烟者高 23 倍，女性高 13 倍！

"抽烟的人不得'非典'"，这也是曾经流行一时的吸烟者用以自我安慰之词，事实上吸烟久者肺功能多差，不但容易感染流感等呼吸道传染病，而且一旦感染大多病情严重。所谓不得"非典"之说实出无稽，据说是"非典"流行之时有发热、咳嗽者被误诊而隔离，其后经相关病毒检查证实并非"非典"，实为吸烟者常见的支气管肺炎，故而解除隔离，此君如释重负，著文记述其事，称幸而为吸烟者常见之支气管肺炎，而非"非典"也。不意却被嗜烟者误读为"抽烟的人不得'非典'"了。其实类似的说法早年还有"吸烟者不易得抑郁症"之类，后来证实是烟草公司资助的"医学研究"，西洋镜揭穿，无人再信，烟草公司也就不再做徒增骂名之事了。

吸烟对健康的危害有滞后性：不但不积累到一定的量，表面上并无明显的危害显现出来，而且在戒烟之后也并不能立即完全消除对健康的影响，以致有人在戒烟之后的不久的时期内，却仍然发生了某些与吸烟相关的疾病。在一些嗜烟者看来：本来（指吸烟时）好好的，戒烟反而戒出毛病来了。于是便有人创了一个"平衡说"，谓是：吸烟日久，人体与这尼古丁已经达成了平衡，戒烟打破了这个平衡，反会引发疾病。此说在嗜烟而又不考虑戒烟者中流传甚广，也是使其家人放弃力主其戒烟的主要原因。早年英国曾报告了一项研究结果：对一批戒了烟的男性医师追踪观察他们与吸烟相关疾病的发生情况，发现这些疾病在他们戒烟后的发病率逐年下降，直到第16年才与从未吸烟的同龄人相同。亦即到戒烟后的第16年，吸烟对这批人的危害才彻底消除。所以应该避免染上这一嗜好，而戒烟也应尽早。至于"平衡"一说，事实上描述的是对尼古丁的依赖，不断吸烟满足了烟瘾者对尼古丁的依赖，没有出现"戒断（尼古丁的）症状"，但表面上的相安无事，事实上在酝酿着严重的疾病，这种"平衡"怎么能放任它呢？打个比方说：狼要来吃孩子，每次来给它一块肉，它不吃孩子走了，你以为狼和肉"平衡"了，但是你的肉把狼喂大了，它不再满足于这块肉了，你家的孩子就危险了。

关于这烟草对健康危害的滞后性与彻底消除的不易，确也有嗜烟者知道，随之又引发另一种误解，以为既然要16年才能消除，那么已经患病或是已经进入老年的嗜烟者戒烟就没有意义了。此说在老年人中也有市场。但需知："16年方能彻底清除"的说法，强调的是烟草对健康的危害的顽固性，而且16年是指统计学理论上的彻底清除。事实上，许多烟民成功戒烟之后不消数日便会感到呼吸之顺畅，不消两月便觉精神之振奋，甚至食欲增进以致体重增加了。若已患有慢性呼吸道疾病，戒烟后症状亦会减轻、药效亦可提高，甚至可在一定程度上抑制疾病的发展。所以说"戒烟永远都不嫌晚"，戒了，总会带来之后在健康上的好处。显然，早戒早得益。

又有人以为吸烟有害健康是指吸香烟，即纸烟，似乎吸雪茄因其花费大，质量必定好，或许对健康的危害便会减少。其实雪茄亦烟草制成，烟草质量的好坏与其对健康危害的大小并无相关性。尚无任何报告比较出雪茄在影响人类健康上较普通香烟有何优势，而且因善吸雪茄者多会将其烟雾在口腔中停留、品味，故有研究报告称吸雪茄似乎更易引发口腔癌。

如今我国流行的是加了"过滤嘴"的香烟，加"过滤嘴"的目的是滤掉一些烟焦油，此物中多含致癌物质，滤掉一些自然好一些，因此颇有些吸烟者以为此种带"过滤嘴"的烟可以但吸无妨。但是，这"过滤嘴"能滤掉多少烟焦油？而原本一支烟的后1/3 至 1/4 是作为烟蒂丢掉不吸的，加了这"过滤嘴"的香烟则必被人完全吸尽，因此吸入的烟焦油总量未必减少，而其他有害物质之吸入必定更多，此种"过滤嘴"香烟岂能但吸无妨？

又，我国多年来推行"低焦油烟"，似乎应是减少了对健康的危害。但世界卫生组织早已指出："低焦油烟"并不会减少对健康的危害，因"低焦油烟"只会促使嗜烟者更多地吸烟。至于"人参香烟"、"中草药香烟"之类，更是对中医药的糟蹋，无需辩驳了。

控烟一事，在我国任重道远。嗜烟诸君迫于尼古丁依赖，不得已而作某些说词，或情有可原，但医学界和卫生管理部门对此应该有些针对性的阐述，方能予以正确引导，只是重复"吸烟有害健康"是明显不够的了。

饮酒其实也伤心

饮酒之事遍及全球，且历史悠久。可说地无分东西、人无分贫富，欧亚美非，各色人等，除了由于宗教信仰而禁酒者外，俱有饮酒之事。酒精有成瘾性，可引起人的依赖，因此，各国各地、各朝各代皆有嗜酒之人。对于嗜酒之人的看法则大相径庭了。以我国论，对嗜酒之辈或称之为酒鬼或谓之为酒仙，大致也是"看人说话"，看他是什么人、有什么作为而定了。李白"斗酒诗百篇"，姑不论这诗是不是因为喝了酒才写出来的，这李白能叫高力士脱靴、磨砚，皇帝也让他三分，总不能称之酒鬼吧；阿Q喝了酒只会唱一句："手执钢鞭将你打"，怎么也算不上酒仙。

抛开这些社会性的话题不谈。喝酒误国、误事，也主要在于国之大员，对于芸芸众生而言，实在应该关注的是酒对于人体健康的影响。

酒精伤肝，酒精可引起肝硬化、肝癌尽人皆知。不过大多以为酒精伤到肝脏，必定是终日烂醉如泥之人。事实上，如今十分常见的脂肪肝，人们望文生义，以为皆是脂肪摄入过多所致，实则其中便有一部分属于"酒精性脂肪肝"，其发生即与酒有关。还有人体检发现一种称为"γ-谷氨酰转肽酶"的酶增高，到处检查，不得其解，其实其中也有很大一部分即因饮酒所致。亦即：也许饮酒并不算多，但实际上已经对肝脏造成了伤害。

酒精伤脑。醉酒不醒，自是伤脑的表现。长期嗜酒者，分析判断能力降低，甚至行为怪异，老年之后多失智（痴呆），患帕金森综合征之概率亦高。

酒精伤胃。空腹大量饮烈性酒，可致急性糜烂性胃炎，甚至引发胃出血。

酒精伤胰腺。长期嗜酒者多因酒精损害了胰腺而致发生慢性胰腺炎，可引发糖尿病或许还有胰腺癌。

唯独对于心脏，比较流行的说法是：少量饮酒有益于心血管。

是耶？非耶？考证起来，此说来由有三：

一是人们从表面现象看，喝了酒脸红，表示其血管扩张，想来血管扩张总比收缩有利于血液之循环，所谓"活血"是也。其实这扩张的只是面部，充其量包括颈部的毛细血管，于全身血液循环并无裨益。而且从理论上说，若是这些血管扩张过分，体内血液充盈体表，反而使得体内重要器官之血流减少，在生理学中名之为"窃血"现象，于心、脑等器官殊为不利，幸而一般尚不至如此严重。不过，饮酒后的脸红，据现代科学研究认为是乙醛的作用，而这乙醛正是酒精（乙醇）代谢后所产生的损肝之物，亦即脸红表示其体内已有较多的乙醛聚集，肝已开始受损，岂是好事？

二是有人以为红葡萄酒中所含的多酚类物质如白藜芦醇之类有抗氧化、降血脂的作用，便谓之可"软化血管"。其实首先红葡萄酒中此物含量甚微，不足以成其好事，若是多饮，肝脏必不能耐受；其次，此说尚待证实。美国一家大药厂，曾以为是商机，斥巨资研究，希望从葡萄皮、葡萄籽中提取此物，制成药品销售，但已研究多年，尚无收获。

三是曾有研究后称：经常少量饮酒者发生心血管疾病的机会较大量饮酒者少，亦较完全不饮酒者少。此项研究一经发表，酒商大喜，"少量饮酒有益心血管"有了依据。不过学术界随即指出：此项研究中的"经常少量饮酒者"必是生活较为富裕而安闲者，此类人往往有较好的保健意识，故不大量饮酒，抑或有较完全不饮酒者有较好的生活条件、医疗保障，此类人士发生心血管问题的机会少些，岂能归功于经常少量饮酒？而且，尚不知此类人士之肝如何、脑怎样？

事实上，大量饮酒时，因酒精可引起交感神经兴奋，使心跳加速，引发心律失常。长期嗜酒者病理切片检查心肌组织中多脂褐素斑点，有人谓之犹皮肤上之老年斑，为心肌老化之征，心脏收缩功能或因之减弱，甚至促成心力衰竭。由此可见酒精也伤心。此外，"中风"亦常发生于酗酒之时，因酒精使交感神经兴奋，导致血压升高，引发中风。故饮酒之于心、脑血管皆有危害，确是事实。

2014年，"第四届中国酒精与药物滥用研讨会暨第三届亚太酒精与成瘾学会会议"在上海召开。会上传出的信息是：在我国，嗜酒，即每日皆需饮酒，亦即酒精依赖（成瘾）者的比例日增，以上海为例，以前的调查所显示的成瘾人数约占人口的4％，而在2013年的调查中则已增至7％以上，全国的数字则为男性16％、女性2.5％。由于饮酒者日众，饮酒的致病风险已仅次于高血压和吸烟了。

人的认识有一个渐进的过程，人类对于酒精对健康影响的认识也是如此。事已至此，怎不应引起国人的重视。

饮酒伤肝、伤脑、伤胃、伤胰也伤心。而国人对控酒的意识之淡薄，也实在是令人"伤心"之事。

饮酒确实能致癌

"烟酒不分家"，是说烟、酒这两样东西在世俗交际上的作用，送人香烟、请人喝酒了，接下来的事便好办了。不过这里要说的却是烟与酒对人健康的危害，实在也是"烟酒是一家"，一个样的。

酒有国酒、洋酒、白酒、红酒、黄酒、啤酒、茅台酒、酒鬼酒……但万变不离其宗：凡酒必含酒精，因为若不含酒精便不称之为酒了。

酒精之化学名为乙醇，三杯下肚，酒精大约不到半个小时便被吸收，经肠入肝，人之肝脏中有乙醇脱氢酶，将其转化为乙醛，再由乙醛脱氢酶将其转化为乙酸，乙酸在肝脏中经过一个名为"三羧酸循环"的代谢过程，释出些能量，再演化为二氧化碳与水，前者经呼吸排出，后者经尿液排出。若是如此，则饮酒何害之有？原来问题却出在这中间环节的乙醛上，乙醛本应由乙醛脱氢酶将其转化为乙酸，再转化为二氧化碳与水的，但若这乙醛脱氢酶活力不足，则乙醛不能充分被转化，便在体内积聚起来，而此物却是一种细胞毒性物质，能损伤细胞核内有"细胞化工厂"之称的线粒体。线粒体伤则细胞伤，细胞伤则器官伤、人体伤。偏偏在亚洲人中这乙醛脱氢酶活力不足者居半，故亚洲人多半一旦饮酒便面红耳赤，便是这乙醛已在体内积聚的表现。而即使此酶活力尚佳者，若大量饮酒，一时亦必"应接不暇"，大量乙醛来不及处理，流窜全身，仍必造成危害。

酒精对人体的危害过去多理解为"伤肝"一项。确实，酒精可引起一系列肝脏的损害。但就如吸烟不仅伤肺一样，酒精也不仅损肝。酒精、乙醛进入血液流转全身，伤胃、伤胰，也伤心。

酒精进入中枢神经系统会产生一定的舒缓作用，使人感觉放松，无拘束感，"无喜而乐"，事实上这已是对思维判断力损害的表现了。不过既能凭空生出个"乐"来，饮酒者乐在其中，也就不管这乐从何来，或是会不会乐极生悲了。若是浅尝辄止倒也罢了，可惜人们到了此时自控能力已经下降，往往欲罢不能，继续饮酒的结果是思维紊乱、感情失控、失礼误事、昏睡不醒，甚至一命归西。即使尚能控制以不醉为度，经常饮酒亦可使人产生对酒精的依赖，一旦得不到酒精补充，便会产生手抖、恶心、焦虑、烦躁，甚至血压上升等症状。而且一旦发生酒精依赖，对酒精的需要量还会不断增加，最终形成慢性酒精中毒状态：病人营养不良、精神颓废，思考记忆能力下降，不修边幅、不知荣辱，甚至人格扭曲。慢性酒精中毒者帕金森综合征与老年痴呆的患病率亦明显增加。酒精对脑的伤害以往多被"喝醉了"一言蔽之，近年才开始受到重视。

吸烟会损伤男性生精的能力，增加不孕的概率，孕妇吸烟则增加流产、早产的概率。20 世纪 70 年代则发现了孕妇饮酒会伤及胎儿，导致胎儿发生"酒精综合征"，身体发育不良，头小脸平、眼裂短小、鼻短颏尖，智力亦有障碍。抽烟、喝酒不仅危害本人的健康，还祸及子孙，两者又何其相似。

人们认识吸烟的危害自致癌始，而对于酒精与癌症的关系的认识则十分滞后，直到 20 世纪 80 年代，人们一般还只将酒精视为促癌剂，认为其本身并不致癌。最早注意到酒精与癌症关系的上海肿瘤流行病学家在崇明农村调查的结果证明：患肝炎后继续饮酒者肝癌的发生率是患肝炎后不再饮酒者的两倍，结论是酒精对肝炎、肝硬化、肝癌的发展起了促进的作用，即酒精是促癌物质。后来日本、意大利等国家的研究者则观察到在并未患肝炎的人群中，因嗜酒发生了肝癌，称酒精是致肝癌的"独立致癌因子"，即酒精本身即可以是导致肝癌的致癌物质。其后各国学者的研究证实：除肝癌外，酒精可引发口腔癌、喉癌、食管癌、胰腺癌、结直肠癌，还特别注意到除这些消化道癌外，酒精与女性乳腺癌的发生也有密切的关系，还有人专门研究了红酒与乳腺癌的关系，认为其关系是肯定的。

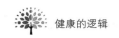

　　世界卫生组织发布的致癌物质分类已将酒精列为"一类致癌物质"，即"有充分的人体研究证据"的致癌物质。至此，饮酒能致癌之说尘埃落定。

　　吸烟不过几百年的历史，而饮酒的历史少说也有两三千年。认识吸烟对健康的危害才几十年，真正认识饮酒对健康的危害更晚，因为饮酒似乎还和"文化"搭上了些关系，使其危害更具了些隐蔽性。不过如今时代进步、科学昌明，科学格物致知，去伪存真，还事物之本来面貌：酒精亦致癌！智慧如讲求文化之人，利害得失焉能不顾哉。

运动收获健康

　　法国大思想家伏尔泰说过"生命在于运动"的话，有人说这话应从哲学的角度来理解：人的一切生命现象，诸如生、老、病、死都是运动，心跳、呼吸、消化吸收、思考记忆也都是运动。这话也不错。其实岂止是人，一切动物、植物、细菌病毒、江河湖海、日月星辰，世间万物无一不在运动之中，并非有生命之物才运动。不过，伏尔泰老先生强调"生命"在于运动，恐怕还是指人的生命与健康、离不开体育运动之意。

　　虽说古希腊的奥林匹克运动更强调和平、友谊，但其本质确是体育运动无疑。中国古代传说华佗发明"五禽戏"，教人模仿各种禽兽的动作，作为强身健体之用，足证自古以来人们就重视体育运动。当然现实生活中亦因人而异，欧洲的贵族、绅士视体育运动为生活中不可或缺的部分，而工农大众终日辛劳，事实上已无多余体力从事体育活动了。到了近代，工业革命兴起，机械逐步代替了人力，人的体力支出减少，物质生活又丰富了起来，

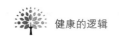

人们衣食有余，体育活动遂逐渐流行，带有竞技性的体育活动更加容易受到青睐。

不过时至今日，人们的休闲方式多样，体育活动终究费时、费力，不若看电视、打麻将、玩手机、网聊之闲适。因此，若非对此有足够认识者，仍多不重视。当然，如今工作压力大、生活节奏快也是原因之一。

将体育运动比之于休闲，其实并不适合，因为体育运动的基本功能在于强健身体，非其他休闲形式所能替代。体育运动使人肌肉发达、四肢灵活、思维敏捷、心肺功能提高、平衡能力加强，增强了人体抗病的能力，自然有了延年益寿的作用。

体育运动甚至还直接有着防病治病的功效。以目前最常见的、威胁人们健康最大的"代谢综合征"而言，体育运动便是主要的预防措施之一。所谓"代谢综合征"即肥胖、高血压、糖尿病、脂肪代谢紊乱，同时或先后在同一个体中出现的病征。而"代谢综合征"失控的结果往往便是心脑血管病，诸如冠心病、心肌梗死、脑卒中等等。"代谢综合征"常常发端于肥胖，肥胖固有一定的遗传背景，但多吃、少动则是主要的诱发因素。故从预防而言，遗传因素既不能改变，饮食控制的空间亦是有限，因为人们也需要一定量的营养来维持生命、生活、工作的需要，因而体育运动实在是预防"代谢综合征"必不可少的举措。还有如今在中青年中颇为多见的脂肪肝，更明确是一种"生活方式病"，肝功能正常者，甚至无需服药，只需运动减肥，即可治愈。

　　对于以强身健体为目的的体育运动，我们多提倡全身运动，使身体各部分的机能都得到锻炼，如游泳、拳操、球类、跑步等等。其剧烈的程度以中等强度为好，即希望通过体育运动，加速呼吸循环，以使得有更多的氧吸入体内，促进人体新陈代谢，亦即所谓"有氧运动"。由于此种运动并不过于剧烈，故也需要有一定的持续时间，以达到一定的运动量才好。对一般民众以强身健体为目的的运动而言，运动量需要达到一个"3、5、7标准"，即每次运动的时间应不少于 30 分钟、每周应不少于 5 次这样的运动、运动后的心率应达到每分钟 170 减去运动者的年龄，即 40 岁者应达到每分钟 130 跳、30 岁者应达到每分钟 140 跳。此外，运动者还可根据达到此标准的运动后恢复情况略作微调，即运动后心跳的速率应在 10 分钟内恢复正常，情绪饱满、无明显的疲惫之感。若不然，则可稍减运动之量。当然，运动尚需持之以恒，"三天打鱼两天晒网"必无效果。

　　在诸多运动项目当中，游泳被认为是很好的运动，打拳亦多受推崇；广场舞也是一种运动，还有人称"走路是最好的运动"。运动项目的选择应该因人而异、因地制宜。走路确实是一种运动，不过运动量终究有限，年轻人、有运动基础的人可能还需做些其他稍剧烈一点的，如慢跑、打球之类的运动。对老年人、过去无运动基础的人也许可以说"走路是最好的运动"。不过作为

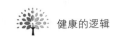

运动的走路，绝非闲庭信步式的散步，而应是昂首挺胸、大步流星的"健走"，通常希望能达到每分钟行 80 米至 100 米的速度。

运动学家还认为：除了通常说的有氧运动外，最好还应该有些"抗阻力"的运动，即以锻炼肌肉为目的的运动，如引体向上、推拉扛铃、使用弹簧拉力器，乃至提物、负重等等。其目的倒不在于练出一身健美的肌肉，而是增强肌肉的力量、减少肌肉的萎缩。法国生物学家拉马克"用进废退"的学说，不仅适用于物种的进化，也适用于个体的器官的兴衰。人到中年以后，肌肉即有退化的迹象，平时静坐不动的则会更加明显，及至老年，"少肌症"甚至是许多老人生活不能自理的原因。而预防少肌症，自年轻时即应开始，预防之法即锻炼肌肉。

我国民众大多习惯清晨锻炼身体，大致是因"闻鸡起舞"的文化传统，表示勤奋之意。实则不但如近来人们意识到的，太阳升起之前清晨的空气未必新鲜，另外，由于夜间睡眠之时人体各器官功能多处于休息状态，忽而投入运动，多不相宜。一些高血压者甚至还有"晨峰"现象，即清晨血压最高，故清晨做体育运动实非合适的时间。运动学家认为最宜做体育运动的时间应为上午 10～11 时、下午 4～5 时。当然，这一时间对许多在职人员而言则难以安排，不过一天之中总应安排出些时间来做体育运动才好。

运动之前应有一定的准备，既不宜空腹亦不宜饱餐，衣着不能过多，亦不能过少，一双适合的鞋至为重要。做较为剧烈的运动前应作一定的准备运动，在运动进行中应该思想集中，以保障安全。运动后应该酌量饮水，并做些轻缓的活动作为过渡，不宜立即躺卧，出汗多时应沐浴更衣。

体育运动，事关健康。健康不会是天上掉下馅饼，而在于人们的自觉争取。体育运动虽或劳力、费时，却是争取健康的重要手段。一分耕耘一分收获，体育运动收获的是健康，而健康是无价的。

让我们"健走"去吧

缺少运动是现代人生活中普遍存在的一个问题。由于缺少运动，加以饮食过量，肥胖已成泛滥之势。胖些本无所谓，"环肥燕瘦"各有所好，无需别人置喙。不过现代科学研究却发现肥胖于健康殊为不利，不仅过于肥胖会导致行动不便、心肺功能下降，肥胖还能引发糖尿病、高血压、脂代谢紊乱，继而导致动脉粥样硬化、心脑血管病，甚至与一些癌症如大肠癌、乳腺癌、前列腺癌、子宫内膜癌等亦有关系，而这些都是严重危及人们生命健康的疾病。如此看来，肥胖一事，已非个人喜好与否，而是属全社会都应关注的公共卫生问题了。

预防肥胖、减轻肥胖之法，不外控制饮食与增加运动两项，亦即"管住嘴、迈开腿"之谓。控制饮食自然十分重要，控制的重点是控制脂肪与糖类饮食的摄入，不过肥胖之人亦需有足够的营养摄入以维持生命之需，所以欲预防、减轻肥胖，饮食之控制，其实"空间有限"，运动乃是关键所在。通过运动消耗掉体内多余的能量，使之不转化为脂肪在体内积存，甚至可以迫使体内脂肪分解，化为能量以供体力活动之需而达减肥之目的。

说起运动，我国民众并不陌生。这些年来，在各种竞技体育的国际赛事中，除足球之外，我国体育健儿累创佳绩，足令国人扬眉吐气。不过在民众的健身运动中却有些问题：太极拳、八段锦等传统的运动项目，只在部分老人中流行，年轻人似乎对这种动作缓慢、需要凝神聚气的运动兴趣不大。近年来自邻国印度、亦需凝神聚气的瑜伽，倒也引起部分青年人的兴趣，不过能坚持锻炼者少，亦只是小众的活动。马拉松赛跑在中青年中颇有人气，但终究平时坚持锻炼者少，临场"重在参与"者多。游泳需有一定设备条件，公共泳池卫生堪忧，亦让人裹足。打乒乓球需有对手、打篮球更需队友，这些过去为青年人热爱的运动如今独立难为。所以要推荐一种适合多数人员、简便易行的健身运动似亦不易。

近年在健康教育中常提到的一句话是："走路是最好的运动。"除了婴儿与瘫痪的人外，路，人人会走；若非卧床不起，路也人人在走。那么"闲庭信步"也是运动么？也就有益健康了么？似乎并未有明确的说法。事实上，"量"与"效"的统一，是科学的基本原则，没有量便没有效。用于强身健体的走路也应该达到一定的量，方才有效。

"健走"是一种用于锻炼身体的、以"走路"为形式的运动，此种运动数十年前即已有之，不知何故，近许多年来少被提及。健走，是一种介乎散步与竞走之间的运动形式。其要领有三：姿势、速度与时间。健走之姿势是要求行走时昂首、双目前视，挺胸、收腹，自然地前后挥动双手，迈开大步，以足跟先行着地，而后脚掌着地，再掂起足尖离地而行。速度的要求因人而异，通常对健康的中青年而言，应为每分钟 90～120 步，对老年人、体力衰弱者、初涉此项运动者可为每分钟 70～90 步，而对以减肥为目的者则最好达到每分钟 120～140 步，运动的强度大致是达到感到呼吸急促，但尚能说话的水平。至于健走持续的时间，每次至少应在 30 分钟以上，对实在工作繁忙只能排出零星时间者，则每次健走活动至少也应持续 10 分钟以上，并每日至少 3 次。若以运动量计，专家们认为每日步行应有 8 000～13 000 步，其中属于健走形式者至少应有 5 000～8 000 步。若能持之以恒，必收强身健体之效。

健走运动加速了呼吸、心跳，经常锻炼可以提高心肺功能、促进各器官的血液循环、增加身体各组织的新陈代谢；由于锻炼了肌肉，更多消耗了能量，有利于减肥亦有利于增加骨密度、促进骨骼的健康；健走还能增加人体活动的协调性，使人心情愉悦。

健走在速度、运动量的要求方面有较大的幅度，技术要领亦不难掌握，因此适合男女老幼各式人群，甚至包括病情稳定的糖尿病、高血压等慢性病患者。当然此类人员参加健走运动应先征求经治医师的意见。

　　参加健走运动虽无需过多装备，但一双软硬适中、大小合脚的鞋至为重要，衣服宜透气、轻便。若做较长时间的健走，宜备一便携式水壶以便适时补充些水分。有一种棒状物，称为"健走杖"者，健走时两手各执一棒，用作助力之用，据称适合于老人或过于肥胖之人，不过既为锻炼身体，又何惜费力？若非膝关节不便者，恐未必有此需要。

　　健走运动之时间以上午 10 时后或下午 4 时后为好，雾霾天气时不宜。健走之地点宜选郊外或绿化地带，车辆甚多之道路两侧不宜。

　　做健走运动之前不宜空腹亦不宜饱餐，事先最好做点准备运动，如原地跳动、拉伸肌肉等，健走后亦宜做些恢复运动，如举臂、抬腿、缓行之类，不宜立即坐卧。

　　独自一人自然也可作健走之锻炼，但如能呼朋唤友结伴同行，则能更增兴趣，亦有益友人健康，岂不两利。

　　健走适合多种人群，简便易行，健身效果确乎其实。为推广此项运动，2017 年 4 月 11 日，中国疾病控制中心等七单位在云南腾冲市发布了《科学健走·腾冲宣言》，号召各地民众关注此项活动，积极参与，亦建议各地市政部门多建设诸如"健康步道"一类的设施，以利此项运动的开展。

　　换双鞋，喝杯水，迈开腿，让我们健走去吧！

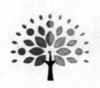

第二篇

关于心脑血管病

关注生活行为，预防心脑血管病

如今冠心病、心肌梗死、脑梗、脑溢血之类的病名，许多人都已经耳熟能详，同事、邻居、亲友之中或多或少有人生了这些病，甚至因而去世。据有关统计，此类"心脑血管病"占着我国人口死因的41%，实在是对我国民众健康的最大威胁。

心脏在胸腔之中，管血液循环，大脑在头颅之内，管思考记忆，本来无多关联。"心脑血管病"的病名却将这两个器官的病连在了一起，原来这两个器官的病的源头都在血管，所以称为"心脑血管病"。

血管的问题是发生了动脉硬化。动脉硬化其实是一组动脉血管病的总称，包括：动脉粥样硬化、动脉中层硬化、小动脉硬化等。与心脑血管病相关的是动脉粥样硬化，称为"动脉硬化"，被简掉两个字，而被简掉的这两个字却正好是这种动脉硬化最形象的描述。原来这动脉的血管中充塞了许多像粥一样

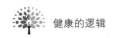

的脂肪类的物质，动脉的弹性因此下降，所以便叫做动脉粥样硬化了。

血管里充塞着许多脂肪类的物质，犹如交通阻塞，流过这根血管的血便少了许多。心脏、大脑的动脉血管粥样硬化了，心脏、大脑的营养便减少，时间一久，心脏、大脑就病了，这病便是冠心病、脑血供不足，严重的便发生心肌梗死、脑梗死、脑溢血，也就是"心脑血管病"。所以预防"心脑血管病"的关键便在于预防动脉粥样硬化。

动脉粥样硬化的血管里造成阻塞的罪魁祸首是脂肪，所以要预防"心脑血管病"的关键便是控制吃进来的脂肪。如今生活好转，菜吃得多了。菜吃得多本是好事，营养丰富有益健康，但是我们的烹调有问题，菜吃得多，油也跟着吃得多了。单说烹调用的油，对照《中国居民膳食指南》所建议的每人每天不超过 30 克的标准，一般家庭大多超标一倍，怎么能不引起动脉粥样硬化呢？更何况在我国民众的饮食习惯中，不止烹调用油多，食物本身含油亦多，如汉族同胞的肉类食品多为猪肉，其所含脂肪之量即比牛羊肉、禽肉、鱼肉高，且其脂肪亦多为饱和脂肪酸，更容易引起动脉粥样硬化。此外，我国民众还喜欢食用胆固醇含量高、颇易引发动脉粥样硬化的动物内脏，这在世界各国并不多见。

不过这脂肪含在血液之中，血液流过血管，怎么单独把脂肪给留了下来的呢？原来这脂肪要在血管里停留下来还要有个先决条件，就是这动脉血管最里面的一层膜，医学上叫做"动脉内膜"的有了损伤，好比公路坑坑洼洼，汽车便会抛锚一样，这脂肪便会停留下来。不过，这脂肪在血管中的停留，还不完全等同于汽车在公路上抛锚，因为它不是停留在血管腔里，不然早被后面过来的血冲走了，而是钻到血管壁里面去了。原来这动脉血管内膜很薄，只是一个单层的上皮组织，当它受到损伤时，细胞萎缩，细胞与细胞间的间隙加大，给脂肪类物质的入侵敞开了大门。这动脉的内膜虽然薄弱，动脉壁中却有一层由纤维细胞组成的"纤维板"能阻止这些脂肪的进一步深入，于是"脂肪们"便只能在内膜下安生，脂肪积累到一定的量，便使内膜鼓了起来，阻了血管。所以要预防动脉粥样硬化还要从保护动脉内膜入手。这动脉内膜又是如何受损的呢？

首先，是高血压未能很好地控制，长年高压冲击，血管内膜岂能不受损伤？所以血压与动脉粥样硬化常常形影不离。要预防动脉粥样硬化就得预防高血压。要预防高血压还得控制盐的摄入，因为吃得太咸容易患高血压。第二是受糖尿病影响。糖尿病专家说"糖尿病就是血管病"，糖尿病病人全身的血管受累，也往往伴有动脉粥样硬化。而要预防糖尿病，有专家总结出 6 个字，叫做"管住嘴、迈开腿"，也就是饮食的量要控制一些，要多活动。原因之三是吸烟，烟雾中的有害物质吸到肺里，肺是吸进氧气的地方，这些有害物质也就混在其中进入动脉血液之中，动脉内膜首当其冲，大受其害，所以吸烟的人动脉粥样硬化来得早、来得严重。因此要预防动脉粥样硬化还得控烟。此外，人老了，新陈代谢能力差些，动脉血管内膜的老化也是形成动脉粥样硬化的因素之一。

不过，人会变老是自然界的规律，为什么有些老人年龄不小，但并无心脑血管病，他们的动脉粥样硬化也不严重呢？那就要在年龄外的其他方面找原因了。所以，从以上所述可以看到：要预防心脑血管病便要预防动脉粥样硬化，要预防动脉粥样硬化，便要预防高血压、糖尿病以及脂肪代谢的紊乱。而要预防这些疾病便要少吃油、少吃盐，要"管住嘴、迈开腿"，还要不吸烟。

一句话：要预防心脑血管病，应该有一个健康的生活行为。

知道这种高血压病吗？

　　高血压病如今多哉矣。高血压病是心脑血管病重要的诱发因素，治疗高血压病的目的便在于预防心脑血管病。心脑血管病包括冠心病、心肌梗死与脑血供不足、脑卒中（中风）等。心肌梗死与脑卒中是心脑血管病最严重的并发症，这两者的发作与高血压病皆有关系，但脑卒中与高血压病的关系更直接些。学术界早已注意到在我国脑卒中比心肌梗死多得多，不同的研究报告给出的倍数是在 6.6 倍至 13 倍不等，在日本约 5 倍，欧美国家则尚不足 2 倍。何以如此？原因之一是我国高血压病的控制率低，以往曾有报告称只有约 8％左右，即在我国 90％的高血压病没有得到满意的控制，近年据说已有些改善，但估计仍不超过 20％，而在欧美国家高血压病的控制率多在 30％以上。其二看来是在亚洲，特别是在中国，或许还有些其他因素在与高血压"狼狈为奸"，诱发脑卒中。

　　近年的研究发现，我国高血压病人中 75％～80.3％的人血液中含有较高的"同型半胱氨酸"，这是一种含有巯基的毒性氨基酸，能通过损伤血管内膜、加强氧化应激反应、促进血栓形成、活化血管紧张素等一系列的病理过程，升高血压、加重动脉粥样硬化和诱发血栓性疾病，特别是缺血性脑卒中。同型半胱氨酸的英语缩写为 Hcy，首字母为 H，因此医学上便将伴有同型半胱氨酸增高的高血压病称为 H 型高血压病，诊断 H 型高血压病的标准是：血液中同型半胱氨酸的含量大于或等于 10 微摩尔/升。

在我国，H 型高血压病与非 H 型高血压病相比，发生脑卒中的风险增加 11.7 倍！美国的数据是：在男性当中，H 型高血压病使脑卒中的风险增加 11 倍，在女性当中则高达 16 倍。看来这 H 型高血压对女性的危害更大些。

何以我国有这么多的高血压病人血液中这有害的同型半胱氨酸增高？研究发现，这些患者大多有叶酸的缺乏和某些遗传基因的缺陷。

遗传基因的缺陷目前尚难纠正，但叶酸缺乏倒好办。因为叶酸在绿叶蔬菜中含量甚为丰富，遗憾的是叶酸不耐热，一经烧煮即大量损失；其他如动物肝脏、豆类、柑橘等食物中亦多含有叶酸，H 型高血压者宜多进此类食物。不过营养学家认为，从膳食中摄取的叶酸，每天很难大于 0.4 毫克，尚不到纠正叶酸缺乏需要量的一半。解决之法是另行添加，就像我国在食盐中加碘一样。美国人是在面粉中加了叶酸的，不过在面包烘焙的过程中恐怕也会大量损失。好在只有 H 型高血压者需要补充叶酸，那么让这些病人服些叶酸药片应该也就可以了。

已有研究报告称：补充叶酸可使 H 型高血压病人脑卒中的风险下降 18％，但需持续补充叶酸 3 年以上，使血中同型半胱氨酸的含量下降 20％以上，方能有此效果。看来此事欲速则不达，还需从长计议。我国曾进行过一项研究，将 H 型高血压患者随机（即不加入研究者的主观意愿）分为两组，一组每日给服含有依拉普利（一种降压药）10 毫克和叶酸 0.8 毫克的"依叶片"一片，另一组则每日服依拉普利片 10 毫克，研究持续了 4.5 年，两组血压下降的效果相仿，但缺血性脑卒中前一组与后一组相比减了 24％，整个心脑血管病的死亡率减少了 20％！而研究中未发现因服用叶酸而引起的任何毒副作用。

少死了 20％的人，只是因为加了点叶酸，这事怎能不加重视？因此，凡高血压的病人皆应该检查血中同型半胱氨酸含量，若高的，即属 H 型高血压病。那么劝他多吃绿叶蔬菜、柑橘、豆类的食品，药物方面或可选含叶酸的依叶片，若不能充分降压，则可再加用其他降压药合用，或者在服降压药的同时服用叶酸片。市售叶酸片价格低廉，每片含叶酸 5 毫克，按上述关于"依叶片"的研究，每日加服一片足矣。叶酸实为一种维生素类食品，每日服用一粒（5 毫克）并无副作用之虑。当然，对 H 型

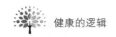

高血压患者加服叶酸之事还需深入研究，比如：剂量更大些是不是效果更好些？更长期服用的安全性如何？同型半胱氨酸要降到多少才最好？等等。

　　但这些似乎并不应该妨碍我们关注这种"略施小技、可获大利"的高血压病。

并非"意外"之"意外"

"真糟糕，老王'中风'了。"老张对老李说。

"中风"一词在民众中的"知名度"颇高。"中风"是指突发的半边身体不能动弹、口眼歪斜、言语不清，甚至神志丧失的一组疾病。中医因看到这种病人有的手脚或是口角会抽动，认为有风才会动，所以将这类疾病的病因归之于风，认为这些病人中了"风邪"，所以称为"中风"。同时也观察到这些病常常是突然发生的，"猝不及防"，猝与卒通，"卒然中风"，故亦称为"卒中"。现代医学则将这组疾病总称之为"脑血管意外"，其英文原是cerebrovascular accident，即脑血管的 accident。Accident 是"突然发生的事故"之意，突然发生、没有思想准备，所以译成中文就叫它"意外"了。

"脑血管意外"包括脑溢血、蛛网膜下腔出血、脑血栓形成、脑栓塞及脑血管痉挛等一系列脑部血管"突然"发生问题引起的疾病。我国卫生部 2008 年发布的"第三次中国居民死因调查"

显示：脑血管意外占我国居民死因的 22.3％，已经成为我国极为严重的致死大病。我国每年脑血管意外发病者约 270 万人，死亡过半。此病不但死亡率高，致残率亦高，几乎非死即残，我国现存因脑血管意外后遗症而致"半身不遂"者约有 700 万，占全部人口的 0.5％，实在是我国一项重大的社会卫生问题。

脑血管意外大致可以区分为出血性与缺血性两类。脑溢血、蛛网膜下腔出血属于出血性的一类；脑血栓形成、脑栓塞及脑血管痉挛属于缺血性的一类。脑部的血管破裂了，血出在脑实质内者称为脑溢血，多与动脉粥样硬化、高血压或脑动脉瘤有关。血出于颅脑之内，颅骨不能伸缩，出血不论多少必定压迫脑组织，若压迫了重要部位或是出血过多，必定性命难保。若出血进入蛛网膜下腔，这儿本是贮存脑脊液的一个腔隙，虽稍有余地，但若是大量出血同样也有危险。

缺血性的脑血栓形成、脑栓塞是脑部的血管被堵塞了，血管一旦被堵塞则必定导致部分脑组织缺血、坏死，故称脑梗死，若范围较大则病人性命难保。而血管之所以被堵塞，其原因有二：一是因为动脉粥样硬化，血管腔狭窄，又加血脂过高、血黏度高，血流缓慢，以致血液在血管内凝结起来形成堵塞，称为脑血栓形成；而外来的栓子，顺着血液循环进入脑部血管，造成阻塞者则名为脑栓塞。血管中何来栓子？一是动脉粥样硬化的粥样斑块（一些脂肪类物质形成的团块）破裂，这一破裂还会激发血液凝结，于是血块夹着脂肪形成栓子，这在颈动脉、椎动脉粥样硬化严重者尤多可能；二是各种心脏病所致的心房颤动，血液在心房中涡旋，形成些小血块附在心房壁上，若是脱落下来，便有可能被血流冲到脑血管中形成脑血栓。至于脑血管痉挛则多见于血压突然升高等原因引起的血管一时性的收缩，使相应的脑组织暂时缺血，引起一个短时间的手麻、偏瘫、失语、失明等症状，因多可恢复，故俗称为"小中风"。

"猝不及防"的"卒中"也好，脑血管的"意外"也好，反正，无论中西医学，都将此病看成是突然发生的疾病。此病进展迅速，多数病例根治乏术，后果严重。因此，预防至为重要。幸而，现代医学研究证明此病也并非如其名曰"意外"，而是有因可究、有源可查的。如果能针对其病因、病源采取措施，那么，应该说多数的脑血管意外还是可以避免的。

预防脑血管意外第一重要之事为控制高血压。高血压本是一种保障脑及一些重要器官有充分的血液供应的生理机制。但是长年过高的血压必定导致脑血管"吃不消"而破裂。所以有人甚至说："没有高血压就没有脑溢血。"此说是可信的，因为据研究血压大于 160/90 毫米汞柱是脑溢血的重要危险因素，在此基础上，收缩压每升高 10 毫米汞柱，脑血管意外发作的危险性增加49%；舒张压每增加 5 毫米汞柱，危险性增加 46%。而我国恰恰是高血压"大国"，据估计，我国有高血压病人 3 亿。

　　发生脑血管意外的血管，绝大多数是动脉粥样硬化的血管，而动脉粥样硬化的发生，与脂肪代谢的紊乱有关。我国有脂代谢紊乱者愈 2 亿，甚至有人估计我国 40 岁以上的人可能"都已经有了不同程度的动脉粥样硬化"。此外，"糖尿病即血管病"，糖尿病是损伤血管的重要病因，我国有糖尿病人 9 240 万，糖代谢受损的糖尿病后备队约 1.5 亿。吸烟也是动脉粥样硬化的重要病因，而我国有烟民 3.5 亿、外加 5.4 亿被动吸烟者……

　　从这些数字不难看出在我国脑血管意外成为重要的人口死因，实在并不"意外"。因为这个病的发生在我国有广泛的基础。要预防脑血管意外，必须消除这些基础性疾病，防治高血压、动脉粥样硬化、糖尿病，控烟。防控这些疾病靠药物治疗，也靠调整生活行为，建立健康的生活方式：控制脂肪和盐的摄入、控制饮食总量、戒烟限酒、增加运动、放松心情、平衡心理。

　　脑血管意外并不"意外"，它是可以预防的。

血管里的"斑块"

　　人老了，脸上、手上等暴露部位的皮肤上会长出深褐色的斑块，因多见于老年人，故称之为老年斑，亦称之为"寿斑"，似乎是一种长寿的标志。其实这只是一种皮肤衰老的表现，并非因此而长寿。这老年斑虽长在脸上手上，有碍观瞻，但总体来说对健康并无大碍。

　　近年却有另一种"斑块"开始引起人们的注意，这种斑块长在动脉血管里，无碍观瞻，但却对人的健康有着相当的潜在威胁，关注它有着十分的必要。

　　要说这动脉血管里的斑块，还得从动脉硬化说起。

　　通常所说"动脉硬化"一词，其实是指动脉硬化中最常见的"动脉粥样硬化"，它也是冠心病、脑中风的元凶。所谓"粥样硬化"是指动脉之中充斥着像粥一样的脂肪类物质，以致动脉血管的弹性下降，故称之为"硬化"。其实硬不硬倒还次要，关键是这些脂肪类的物质充斥于血管之中，使血流不畅，心、脑、肾等重要器官供血不足，日久致病。这些脂肪类物质虽说是在血管之中，但若是在血管的管腔之中，则应该早被血流冲走了，这些脂肪物质事实上是钻在血管内膜之下的血管壁中的。若将动脉血管比作棉袄的袖子，所谓血管内膜便是这棉袄的里子，棉袄穿久了，里子烊掉了，即血管内膜损伤了，这脂肪便钻了进去，即脂肪是在血管壁里，而不是在血管腔里的。血管壁里的脂肪多了，鼓了起来，血管腔便狭窄了。问题是这些脂肪类的物质并不是均匀地分布在血管壁里的，有的地方多些、有的地方少些，若是多得使这地方的血管内皮隆起，这突出于血管中的、上面覆盖着一层血管内皮、下面是一堆脂肪类物质的东西，便是血管里的"斑块"。

动脉血管里的斑块不仅使血管狭窄、影响血液的流通，更严重的是这突起的斑块会在血流的冲击下破裂，一旦破裂，则其中的脂肪类物质便会被冲到动脉血管的下游去，阻塞下游某些较细的血管。若是阻了冠状动脉便会发生心肌梗死，若是阻了脑动脉便是脑梗死。

所以这斑块的确不能等闲视之。

颈动脉的超声波检查能有效地发现可能导致脑梗死的颈动脉斑块，可能引发心肌梗死的冠状动脉斑块则需经 CT 冠状动脉造影检查发现。

美国的一份报告说在有头晕、记忆力明显衰退等症状的老人中，颈动脉超声检查发现有颈动脉斑块的占九成，换句话说这斑块在老年人中颇为常见。因此老年人若发现这斑块并不必过于紧张，因为有斑块并非必定会发生心梗、脑梗，只有斑块长到完全阻塞了动脉或斑块破裂了方才会引发心梗、脑梗。因此，若发现斑块，阻止其生长、防止其破裂方是道理。

如何阻止、如何防止？目前专家们的意见是：若斑块已经使动脉阻塞70％以上，应考虑放支架等治疗。若不足70％者则可进行药物治疗，并每半年至一年复查一次，观察其动态变化，若不断发展，阻塞达70％以上便应放置支架等处理，若无进展或经过药物治疗后斑块缩小、阻塞减轻，自属上上大吉之事。

针对斑块的治疗药物为降脂药，因为斑块的本质便是脂肪。研究发现这斑块破裂的可能性与血脂的高低"正相关"，即血脂（尤其指低密度脂蛋白胆固醇，即俗称"坏胆固醇"的）越高，斑块破裂的可能性越大。故凡查到有斑块者，若血脂高的则必须作降脂治疗，务使血脂降至正常，以降低斑块破裂的可能性。

值得注意的是，对于已发生过心梗或脑梗者、患糖尿病或高血压者、吸烟者、家族中有人在40岁前即发生心梗或脑梗等存在发生心梗脑梗危险因素的对象，其降脂的要求尚不能满足于"降至正常"（低密度脂蛋白胆固醇小于每升3.1毫摩尔），而是这些危险因素越多、血脂应降得越低，方越安全。

除降脂药外，阿司匹林亦应考虑使用，此药有抗血小板凝聚的作用。因斑块破裂时往往会引起局部血液在血管中凝结，形成血块，与斑块破裂的脂肪一并被冲至下游，必将加重斑块破裂导致的血管阻塞。因此服用阿司匹林有减少梗塞范围的作用，当然有胃出血、严重高血压、哮喘等症者则不宜使用。

对于斑块的预防首先是预防动脉粥样硬化：进清淡的饮食，不吸烟，适当运动，预防糖尿病、高血压等。若已发生斑块，除药物治疗之外，仍需关注生活行为，如饮食清淡、戒烟、适当运动等等，若已患有糖尿病、高血压皆应着力控制，方可预防斑块破裂，甚至缩小斑块而保安全。

心梗、脑梗事出有因，现代医学已经逐步洞察其原因，防治有法，乃是今日人类之福音，不过亦需我们认真对待、切实执行，方不辜负科学之发展。

关注颈动脉，预防脑卒中

人们常将人体内的大动脉比作铁路干线。动脉终日运送氧与养料，滋养人体各处器官与组织，一刻亦不能停息，动脉之重要自不待言。

如今威胁民众生命健康之疾病首推心脑血管病。心脑血管病造成的死亡人数占我国居民死亡人数的四成以上。心脑血管病包括冠心病、心肌梗死、脑动脉硬化、脑梗死、脑溢血（后两者亦合称脑卒中，俗称"中风"）等，其病在心或在脑，但均源于动脉血管，故称心脑血管病。而血管之病则主要是动脉粥样硬化。"粥样硬化"是指动脉血管中充斥着像粥一样的脂肪类的物质，以致动脉弹性下降，故称之硬化。不过，动脉粥样硬化的病理学关键在于因脂肪类的物质充斥动脉血管中导致血流不畅，甚至完全堵塞，以致血管前方由该血管提供血液的组织或器官缺血、缺氧，而致功能下降或是组织坏死。至于"硬"或"不硬"到非紧要之事。

在心或脑的血管病变方面，我国脑血管病多于心血管病，即脑卒中多于心肌梗死。究其原因，可能与我国心脑血管病的病人多合并有高血压并控制不佳有关。

据估计我国每年发生脑卒中约 270 万例，并以每年 8.7％的速度增长，实在是令人担忧之事。

脑卒中因动脉粥样硬化而引起，高血压、糖尿病更起了"狼狈为奸"的作用，故欲预防脑卒中必先预防动脉粥样硬化、高血压、糖尿病，饮食方面应少进食油腻、高盐的食物，应戒烟、少饮酒。控制饮食、多作运动等等是被称为"一级预防"，即预防动脉粥样硬化之法。不过随着人们寿命的延长，在中老年人中还得关注脑卒中的"二级预防"，即直接预防脑卒中的发作。

脑卒中包括：脑梗死、脑血栓形成、脑溢血、脑动脉瘤破裂等症状类似的一组疾病。这些疾病发生在颅内动脉血管，或被"上游"冲下之血液凝块、称为"血栓"的阻塞；或由于血流过缓、血液黏度过大而血液在其中凝成血块而阻塞；或动脉血管由于血压过高而破裂；或由于动脉瘤部位先天薄弱而破裂，可以说是各有原因。但研究发现六成脑卒中是因颈动脉狭窄而引起。颈动脉是颅内动脉的"上游"，其"狭窄"因动脉粥样硬化所致，动脉粥样硬化系因脂类物质沉淀在血管壁中引起，其突出之处即所谓"斑块"，一旦斑块破裂便会引发血液凝结形成血块成为一个血栓，冲到下游即可导致脑梗死；若动脉粥样硬化严重，脂类物质沉淀过多使血管狭窄，便会导致脑血管血液流动缓慢，极易在其中形成血栓，阻塞脑血管而发生脑血栓的形成。

脑卒中发生在颅内的血管，检查不易。恰好天公却有予人方便之处：脑卒中之六成根源却在颈动脉，而颈动脉在颈部皮下，用多普勒超声检查便可发现其狭窄之程度，轻者可用药物治疗，重者可作"颈动脉内膜剥脱术"的手术治疗，即或不便手术者亦可在狭窄部位放置支架，撑起狭窄的血管从而预防脑卒中的发生。一个严重到能致命的病可以预防，自然是上上大吉之事。

一般而言，颈动脉狭窄程度在 75％以下者，可以服用降脂药物治疗，如无不能使用的理由，还应加服阿司匹林类的药物以防血栓的形成，若狭窄在 75％以上，据统计，一年内发生脑卒中的可能性为 10.5％，5 年内发生脑卒中的可能性为 30％～75％，故应积极考虑进行手术或放置支架的预防措施。

脑卒中的发作有时还有一定的先兆：突然发生的一侧肢体无力、麻木，短暂的失语，一时的单眼眼前发黑等所谓"小中风"的现象。若是明确有此先兆，或还患有糖尿病者，则狭窄程度虽尚不足 75％，亦宜积极考虑进行手术或放置支架等预防措施。

腔隙性梗塞，简称"腔梗"，如今亦甚为常见。其实"腔梗"即小型的、未留下明显后遗症的脑梗，如反复发作、积少成多，往往引起血管性痴呆，亦严重影响患者的生活质量。故腔梗反复发作者亦应积极考虑进行手术或放置支架的预防措施，即使狭窄

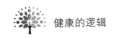

程度不足 75％。

　　脑梗死发生后一年内再次发作的可能性在5％～20％左右，而据报道，若施行颈动脉内膜剥脱术，则有可能降至 2％以下。颈动脉内膜剥脱术国内外已实施多年，手术安全、高效，实在是相关患者应该积极考虑的预防性治疗措施。

　　脑卒中是涉及生命安危之病，关注颈动脉情况，定期做颈动脉超声检查，并积极应对，至少可以预防其六成。若再加控制血脂、血压、血糖，饮食方面少油、少盐，戒烟少酒，适当运动，实施诸种健康的生活行为，脑卒中实则也是可以预防的。

腔梗、脑梗一丘之貉

"心梗"、"脑梗"这些年来颇为"深入人心",老年人群更多知晓,而且深知其危害,避之唯恐不及。之所以如此,大致上是因为心脏与大脑乃人之生命中枢,是受不得半点损害的。而"腔梗"似乎指向不明,而且有人被诊为腔梗之后似乎对健康也并无大碍,至少表面上多无异常表现,加之不少老人都被发现有腔梗,更或许以为老年人是皆应如此的。

腔梗即"腔隙性梗塞"之简称。脑部动脉血管末端,直径小于 400 微米的、深入脑实质中的"深穿支",因高血压导致小动脉硬化引起管腔狭窄,或因动脉粥样硬化微小斑块脱落所造成的阻塞,形成脑组织中微小的、一般直径不超过 15 毫米的梗死区域。梗死部位的脑组织由于缺血、缺氧导致坏死。稍久,坏死组织被吸收,形成小的腔隙,作 CT 或磁共振检查便可发现,故称之为"腔隙性梗塞"。由于梗死区域较小,若不涉及关系着肢体运动的神经中枢,也可以没有明显的症状表现出来,以致不引起

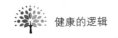

患者重视。

腔梗的本质即是脑梗，不过是"微小的"脑梗罢了。其发生的机理与通常所说的脑梗相同，那么，既可以有微小的脑梗，当然也可以发作"大的"脑梗。据统计约 1/3 的腔梗病人在 2 年内会发生"大的"脑梗。所以腔梗实在是脑梗的前奏、信号。

腔梗若不加以控制还常常反复发作，积少成多、聚小为大，其结果亦同脑梗。即使这些小的腔梗不聚集、不融合而各自分散，但数量越多，对脑功能的损害亦越大。我国老年人所患老年性痴呆很多是属于此类血管性痴呆。

腔梗可以不造成明显的症状，但细心体察也并非全无症状。眩晕、记忆力的急剧下降、面部或上肢的轻瘫或麻木、吞咽不畅、饮水呛咳、舌根发硬、一时性失语、单侧下肢无力等皆有可能与之有关，及时做 CT 或磁共振检查可以确诊。

腔梗的本身，严格地说无法治疗。所有的治疗皆是为了预防腔梗的反复发作和脑梗的发作。如果能达到腔梗不再反复发作，也无脑梗发作，那么也就是达到治疗的目的了。

腔梗的病人生活宜轻松、饮食宜清谈、心态宜平和，应戒烟，少饮酒，可以做适度的活动，但不可劳累，肢体活动不利索的须防跌倒。

腔梗因高血压与动脉粥样硬化而起，故控制高血压与高胆固醇，尤其是高"低密度脂蛋白胆固醇"（俗称坏胆固醇的那种）

尤为重要。我国高血压者中多所谓"H型"高血压者,此型高血压易发生脑梗等情况,故高血压者宜作血液同型半胱氨酸检查,若过高,加服叶酸片可以改善。从预防腔梗而言,尤其在高龄老人中,血压以控制在 130/80 毫米汞柱左右为宜,并不强求降得过低,但对于低密度脂蛋白则以降得更低些好,尤其对于伴有糖尿病的病人,总的来说,这低密度脂蛋白低些更安全。糖尿病是引起血管损伤的重要因素,预防心梗、脑梗,当然包括腔梗,皆需着力控制。

阿司匹林有抗血小板聚结的作用,因此能预防血栓形成,在预防心梗、脑梗(腔梗)中的作用是肯定的。由于是预防性用药,所以应该长期服用,在腔梗病人中可以理解为应终身服用,当然有出血倾向者不宜。对腔梗病人应用阿司匹林还需强调的是,应先控制血压至 150/90 毫米汞柱以下,避免了因血压过高而引发脑溢血的风险,再使用阿司匹林方属安全。

总而言之,腔梗、脑梗,一丘之貉。对于腔梗固无需紧张,亦不应忽视,因发现了腔梗从而避免了脑梗方是道理。

心梗、脑梗，肺亦可梗

心肌梗死、脑梗死如今成了我国民众的头号致命疾病，令人望而生畏、闻而心惊。心肌梗死是因心脏中的冠状动脉在粥样硬化的基础上，为脂肪与血块阻塞，以致心肌缺血坏死。脑梗死则是因为脑中的动脉血管被阻塞，导致脑组织缺血坏死。脑动脉之所以被阻塞，除了与冠状动脉阻塞同样的原因之外，还可能是由心脏中因心房颤动而产生的血块（这种在心脏、血管中的血块可阻塞血管，犹如门栓插入栓孔，故称为血栓）脱落下来，循着动脉血流被冲入脑血管中所致，这种脑梗死又常被称为"脑栓塞"。还有一种脑梗死是因为血液在脑血管中凝结起来，在"自己家里"形成血栓，阻塞了脑动脉，所以又可称为"脑血栓形成"。总之是心脏或大脑的动脉血管被阻塞了产生的结果。

心梗、脑梗，肺会不会梗呢？

肺也会梗塞，不过比心梗、脑梗少些罢了。然而，少虽少些，其严重性却绝不亚于心梗、脑梗，而且近年来肺梗塞的发病率也在逐年增加。但由于肺梗塞的症状常不典型，加以以往较为少见，故病人，甚至医生对此病的警惕性不够，有时会坐失治疗良机。

心梗、脑梗的发生，除了脑栓塞，主要与动脉粥样硬化有关。脑栓塞则是由来自心脏中的血栓阻塞了脑动脉所致，而肺栓塞亦是如此。不过脑栓塞的血栓来自左心房，经左心室，随着血流进入主动脉，进而进入脑动脉中造成阻塞，而肺栓塞的血栓则是来自右心房，经右心室，随着血流进入肺动脉造成了肺动脉阻塞。不过，这只占肺栓塞的少数，更多的并无心房颤动的肺栓塞的血栓来自下肢、骨盆腔深部的静脉。全身的静脉血流入右心房，经右心室进入肺动脉，到达肺泡进行二氧化碳与氧的交换，而这些血栓也夹杂其中，随着静脉血进入了肺动脉。这肺动脉犹如一棵树，由大的枝分成小的、更小的枝。血栓如大，则可阻塞较大的肺动脉分支，影响肺的面积亦大，血栓如小影响自然少些；血栓如多，阻塞许多分支，影响自然大些，反之则小些。与心梗、脑梗不同的是：肺动脉阻塞后的问题倒不是肺组织的缺血坏死，因为肺组织本身的血液供应除了肺动脉外，尚有相当的部分来自支气管动脉，因此肺动脉阻塞后肺组织并不会立即缺血坏死，但是肺组织终究是缺血了，肺泡会塌陷或是肺泡内渗出液体来，影响气体的交换。而且肺动脉一旦阻塞，其中含高二氧化碳、低氧的静脉血便也无法到达肺泡进行气体交换，以致病人缺氧明显。二是由于肺动脉阻塞，心脏向肺动脉搏血时阻力明显增加，甚至引发急性心力衰竭。当然这两者皆与肺动脉阻塞的程度、范围有关。

肺梗塞的症状也与肺动脉阻塞的程度、范围相关。可以轻到无症状，重到迅速死亡。通常有所谓"肺栓塞三联征"即气急、胸痛、咯血的说法，但实际上出现这三联征的病人仅约占全部病人的三成。三个症状齐全的虽不多，但在较重的病人中，呼吸急促大多是有的。心悸亦多见，病人常烦躁不安，甚至有晕厥、血压下降的情况。

对一个突然发生无法用常见疾病解释的呼吸困难的病人，便应考虑有此疾病的可能。由于许多病人的血栓来自下肢的深静脉，故若发现病人单侧下肢肿胀，对诊断肺栓塞更有提示的作用。胸部CT或磁共振检查可以确诊此病；血液D二聚体检查对诊断此病亦大有帮助。

诊断一经确定，病情严重，尤其是出现明显的血液循环障碍者应即作溶解血栓的治疗，若病情较轻者亦可用肝素等抗凝药物治疗，以防止新的血栓再度形成。阿司匹林对预防此病亦有效果。

早年人们注意到此病可见于乘飞机长途旅行者，尤其在经济仓中由于空间狭小，旅行者久坐不动，下肢静脉淤血，终于有血栓形成，脱落后栓塞肺动脉，造成肺梗塞之事，于是曾称此病为

"经济仓综合征"。实则久坐不动者，尤其是卧床日久者皆易发生此病，与经济仓并无关系。心房颤动者、孕妇、服避孕药者、肿瘤患者、下肢手术者及家族遗传性高凝血症者更易发生此病。故此类人员更应避免久坐、久卧，必要时可考虑预防性服用阿司匹林。心房颤动者更应坚持服用华法林等抗凝药，以策安全。

久卧多因患病无法起身之故，护理人或家属应定时为之翻身，最好能协助其做些被动的下肢活动。久坐除残疾人士外，则多为对久坐的危害缺乏认识所致，若有所认识，即使是乘坐飞机经济仓旅行，在飞行平稳时亦可起身走动走动。在办公室工作者，更应该不时地（比如每隔一小时）起身做些活动，有益于预防肺梗塞。

其实，活动之益尚不仅在于预防肺梗塞，有人研究发现，久坐不动者甚至某些癌症的发生率也高，吓人吧。

因人而异的血脂"指标"

　　化验，是现代医学诊断疾病必不可少的依据。传统上化验检查的结果只能供医师诊断疾病时作参考之用，医师应该根据病人的症状以及检查病人身体所发现的异常情况，即在医学上称为"体征"的，如发热、黄疸、心脏杂音、肝脾肿大等，结合化验检查的数据，作出诊断。有时还需结合超声检查、X线摄片，乃至CT、磁共振，甚至胃镜、肠镜、病理切片等等方能作出准确的诊断。这些能帮助医生准确诊断疾病的措施，皆可称为"辅助诊断"。

　　不过，随着科技的发展，"辅助诊断"技术不断进步，如今在临床医疗中，诊断不仅越来越准确，而且越来越超前，甚至病人尚未出现疾病症状、体征的"亚临床期"疾病，即可将其准确诊断出来。对于许多严重的疾病而言，早期发现、早期诊断而带来的及时治疗，从而获得良好的疗效，自然是人们所希望的。对于这些尚无症状、体征的"亚临床期"疾病而言，这些检查措施，事实上已经超越了"辅助"诊断的意义，而直接是诊断的依据了。

在现代医学的各种辅助诊断项目中，化验检查是应用最多的项目。而其中的一些原属生理学研究内容的项目如血液中各种血细胞的数目，各种糖、脂肪、蛋白及酶的多少等等，应用更是普遍。这些项目检验的数值，俗称为"指标"，大多数正常人都在一定的范围内，于是医学上便将这个范围称为"正常值"。显然，超过或不足的，便是病态了。只是近年人们注意到某些检验结果不在"正常范围"内的情况，亦不一定属于病态，于是便将"正常值"改称为"参考值"，不在"参考值"内的结果，其意义如何？这就要由诊病的医师去确定了。

不过对于一般民众而言，由于多年受"正常值"概念的影响，多仍认为化验结果正常便是无病，反之则是有病。这种认识对于那些以化验结果为诊断依据的疾病来说便有些麻烦了，脂代谢紊乱便是一例。

脂代谢紊乱，便是俗称的"高血脂"，由于血脂化验项目中包括高密度脂蛋白胆固醇（HDL-C），此种胆固醇在某种意义上说，甚至有抗动脉粥样硬化的作用，故俗称为"好胆固醇"，既然是好胆固醇，高些岂不更好，因此"高血脂"一说并不准确，而应称之为脂代谢紊乱方妥，即应高者不高、应低者不低是为病态。

脂代谢紊乱并无症状，多数亦无体征，诊断全赖化验检查的结果。由于脂代谢紊乱会引发动脉粥样硬化，而动脉粥样硬化则是心脑血管病如冠心病、心肌梗死、脑中风的元凶，因此为预防心脑血管病，应从控制脂代谢紊乱入手。若血中总胆固醇增高（大于 6.2 毫摩尔/升），应用降脂药如"他汀"等治疗，自无疑议。但如胆固醇在正常范围内，是不是便可以高枕无忧了，可以不必服用降脂药物了呢？答案是否定的。

在脂代谢紊乱的化验项目中，大量的研究结果指向低密度脂蛋白胆固醇（LDL－C），即俗称的"坏胆固醇"，这是引发动脉粥样硬化的首恶。故欲预防心脑血管病便应充分控制这"坏胆固醇"。那么这"坏胆固醇"要低到多少才算"正常"呢？专家给出的意见是因人而异，更准确地说，是因该人发生心肌梗死、脑中风的危险性大小而定。

无冠心病、短暂脑缺血（即"小中风"）、高血压、糖尿病，并且"其他危险因素"——男性 45 岁以上（女性 55 岁以上）、吸烟、肥胖、"好胆固醇"低、家族中有人在 40 岁前发生心梗或脑梗等不超过 3 项者为"低危险人群"，其低密度脂蛋白胆固醇应控制在 4.1 毫摩尔/升以下。

若患有高血压（但无冠心病、短暂脑缺血、糖尿病）并有一项上述"其他危险因素"，或虽无高血压，但同时具有"其他危险因素"3 项以上者，为"中危险人群"，其低密度脂蛋白胆固醇应控制在 3.0 毫摩尔/升以下。

若患有冠心病、短暂脑缺血、糖尿病、主动脉瘤及慢性肾脏病之一，或患高血压并有"其他危险因素"3 项以上者，为"高危险人群"，其低密度脂蛋白胆固醇应控制在 2.6 毫摩尔/升以下。

若曾患急性心梗、脑梗，或频发心绞痛，或患冠心病、脑缺血、"小中风"并合并糖尿病者，此类人员在 10 年内将有 1/3 至半数发生（再发）急性心肌梗死或脑中风，故称为"极高危险人群"，其低密度脂蛋白胆固醇则应控制在 1.8 毫摩尔/升以下，方稍安全。

将发生某种严重疾病的风险分层，采取不同的措施以降低发病的风险，体现了现代医学的细致入微。因此，对于一位属于心梗、脑梗发作"极高危险人群"的病人，尽管其血中胆固醇正常、"坏胆固醇"也已降至 2.6 毫摩尔/升，仍要求其继续加强降脂药物治疗，也就是可以理解的了。

某些化验指标"因人而异"即是此解。

认识"他汀"

 洛伐他汀、普伐他汀、辛伐他汀、氯伐他汀、匹伐他汀、阿托伐他汀、瑞舒伐他汀……一系列古怪的名字，都含有"他汀"两字，原来它们是一家子。这一家子是调脂药，它们能降低人们血液中的胆固醇。

 提起胆固醇，真让人"头痛"，因为如今成为威胁人们健康之"最"的心脑血管病，诸如冠心病、心肌梗死、脑梗死、脑溢血之类疾病的罪魁祸首竟然就是这胆固醇！血中低密度脂蛋白胆固醇越多，对人的健康威胁也就越大。

 这胆固醇从哪里来的？"吃进来的"，人们都如是说。一查食物成分表，果然如此，许多食物，尤其是几乎所有的动物性食品，都含有胆固醇，只是含量上有些差别罢了。有些植物性食品也含固醇类物质，在人体内也会转化为胆固醇。更让人们无奈的是这胆固醇的含量还常常与美食正相关，即越是美味，往往胆固醇含量越高。拈来即是的例子便是红烧肉，这汉族同胞家喻户晓的美食，如今许多人是咽下口水、望而却步了，原因便是"胆固醇太高"。

于是有人提倡蔬食了，说是"环保"，也兼爱惜生灵，其实更多的是为了自身的健康。实行下来，确实有些人血里胆固醇降了一些下来，但也有些人的胆固醇就是不降，甚至反而升高。

原来人体内的胆固醇80％是人体自己在肝脏中合成的，吃进来的只占少部分，当然从维护健康来说，这"少部分"也是需要控制的。所以对于胆固醇轻度增高的人，若无其他情况，或许可以只建议他控制胆固醇的摄入。但若是已经认真控制了，仍不能达到要求的，说明是自身对脂肪的代谢出现了异常，则要借助于药物的帮助了。这药，最常用的便是这些"他汀"。

他汀类药物能有效地降低血液中胆固醇，特别是那种被称为"坏胆固醇"的低密度脂蛋白胆固醇，这低密度脂蛋白胆固醇便是钻入动脉血管壁中形成动脉粥样硬化，阻塞血管导致心肌梗死、脑梗死的元凶。所以降了胆固醇，特别是降了这低密度脂蛋白胆固醇，便可以大大地减少心肌梗死、脑梗死的发生的风险。如此说来这他汀，可真是"救苦救难观世音菩萨"了。这话听起来似乎过头一些，不过，能在冥冥之中护佑人生命健康的，确也是功德无量。

然而一些人对于这"他汀"的使用缺少正确认识。

一是从不关心自己血脂的高低，因为血脂异常的本身并不产生任何症状，既然并无不适，何必自寻烦恼？等到事到临头，发生心梗、脑梗，临时抱佛脚，则为时已晚。

二是过分自信于自身的调节能力，以为"吃得素净"些，便无问题。的确，健康宣传确是告诫人们应该控制脂肪的摄入，以预防动脉粥样硬化，血脂异常、胆固醇升高者，更应控制脂肪饮食。但这血脂增高的多数人中，其实已是自身的脂肪代谢发生了紊乱。纠正它固然需控制脂肪的摄入，但也需要借助于药物之力。

三是惧怕药物的"副作用"。他汀类药物与任何一种药物一样，确实也有副作用。他汀类药物的副作用主要有两个方面：一是对肝脏的毒性，一是对肌肉的毒性，不过发生率皆极低，不必过于忧虑。他汀类药物的肝毒性表现为可使谷丙转氨酶升高，不过即使稍有升高，仍可继续服用他汀，在继续服用的情况下，多数这转氨酶仍会恢复正常。当然若升高过多，则应该停止服用他汀，停服后这转氨酶便会恢复正常，待恢复正常后再服他汀，这转氨酶便不再升高了。据一项对 48 275 位服用他汀者的统计，谷丙转氨酶升高至正常 3 倍以上需停药者，只占 1.14％，比例是很少的。另有报告显示，真正因服他汀类药物导致不可收拾的肝功能损害的发生率为百万分之一。他汀类药物对肌肉的影响主要是在少数人中引起肌肉酸痛、无力，但其发生率只千分之二左右，暂停服药后亦即恢复正常。

曾有服用他汀引发糖尿病的报告，不过许多专家认为，脂代谢紊乱者本身即易发生糖尿病，未必是服用他汀之故。

尽管这些副作用的发生率甚低，作为医疗手段，医生当然应该慎重，如采用适当的剂量、要求服药者检查肝功能等。但作为病人应该理解这些副作用发生率很低，而且多无严重后果，为了降低发生心脑血管病的风险，当需要服用此类药物时不可因担心副作用而盲目排斥。

他汀类药物服用方便，对降低胆固醇，特别是低密度脂蛋白胆固醇甚为有效，也能降低甘油三酯及升高被称为"好胆固醇"的高密度脂蛋白胆固醇，是一类比较全面的调节脂肪代谢的药物。他汀类药物还有抗炎症的作用，另有研究还显示他汀类药物有预防肠癌的作用，最近英国的一项研究报告则称：服用他汀调脂的糖尿病病人眼部的并发症较少发生等等。

心脑血管病是严重威胁我国民众健康的疾病，血脂异常是此类疾病的重要病因。我国有血脂异常者近两亿人，要减少心脑血管病对他们的威胁，他汀类药物的作用不容忽视。

药物是文明的产物，不要辜负了它们对人类健康的贡献。

漫话阿司匹林

阿司匹林是一个老药,老到据说清末袁世凯在小站练兵时,老先生不知怎么扭伤了腰,也曾服过此药,颇感"殊有奇效"云云。原来阿司匹林本是一种解热止痛药,治疗肌肉扭伤、关节疼痛本有其效。

说起此药,还真有故事:1898 年,年轻的德国化学家费利克斯·霍夫曼为了治疗他父亲的风湿关节炎,在他的老师、犹太化学家阿图尔·艾兴格林的指导下合成了阿司匹林,给他父亲服用,取得了极好的疗效。次年阿司匹林开始被推广使用,一时风靡欧美各国,贝耳药厂赚得个大满贯。成千上万的人从病痛中得到解脱,霍夫曼声名大振,以至时人只知霍夫曼而不知指导他合成此药的艾兴格林。这位老师不服,不断申诉。及至希特勒当政,一个犹太人欲与日耳曼人争发明权,盖世太保不容分说,把犹太化学家投入监狱,艾兴格林差点送命。二战结束,艾兴格林竟得幸存。出狱后,老头继续申诉。后来英国的《大百科全书》

编辑部征得贝耳药厂同意，查阅了阿司匹林合成过程的全部原始记录，证明霍夫曼确实是根据艾兴格林设计的路线合成此药的，方才了结这桩公案。

阿司匹林应用至今已跨越 3 个世纪，如今仍是世界上应用最广泛的解热、镇痛和抗炎药，广泛应用于头痛、牙痛、关节痛、肌肉痛以及感冒发热等疾病。

到了 1971 年，在解热镇痛类新药层出不穷、阿司匹林已难一家独大之时，人们发现了阿司匹林的新作用：抑制血小板功能。

血小板的功能是促成血液凝结，当身体某处受伤出血时，血小板便会在伤口处聚集，并释放凝血因子，使血液凝结，封住伤口停止出血。但血液在血管里流动时不能凝结，一旦凝结，如何能够流动？细菌的毒素导致"弥漫性血管内凝血"，常是一些严重的感染性疾病致死的原因，幸而，如今已经很少见了。但是，另一种局部的凝血，却甚是常见，并成了威胁健康、危害生命的大敌，这便是心肌梗死、脑梗死。

心肌梗死、脑梗死源于动脉粥样硬化，血液中过多的脂类物质不均匀地钻入动脉血管壁中，其突兀于血管腔中者，便称为"粥样斑块"。这"粥样斑块"中的脂肪类物质积累过多，便有可能撑破其表面的血管内膜，其中的脂肪物质便进入动脉血管中顺流而下，突然阻塞下游的某一根较细的血管。其实这"粥样斑块"

中的脂肪物质数量有限，若仅是这一点点脂肪也许危害尚不为过大。问题是这些脂肪是冲破了血管内膜的，这时血小板活动起来了，它要来促成血液凝结封阻这个创口，所以"粥样斑块"一旦破裂，便会引发血管内的凝血过程，但这时凝成的血块并不能留在破裂的血管内膜处，而是被血管中不断流过的血冲走，血小板只好奋力劳作，继续在那凝血。劳而无功倒也罢了，这些凝成的血块都跟着逸出的脂肪类物质冲到下游的较细动脉里去把血管阻住了，犹如门栓塞在栓孔里，所以这血块便叫做"血栓"。心脏里的血管被血栓阻住便发生心肌梗死，脑血管阻住便发生脑梗死。这血栓常常是头小尾巴大，头是白色的脂肪，大尾巴便是血块。血栓越大阻住的血管便越粗，影响的面便越大，病情也就越严重。

所以欲预防心肌梗死、脑梗死，首先应该预防动脉粥样硬化，但许多老人事实上都已经有了相当程度的动脉粥样硬化，那么只好退而求其次，防止血栓形成。既然血栓的形成是血小板的"杰作"，而阿司匹林能抑制血小板的释放、聚集，便有了抑制血栓形成的作用，抑制了血栓的形成便预防了心梗、脑梗的发作。

心脑血管病如今多矣，由其引起的死亡竟占国人死因的41％，所以预防心梗、脑梗实在是当务之急。预防心梗、脑梗从源头上说自是应该预防动脉粥样硬化以及高血压、糖尿病，不过对于许多已患动脉粥样硬化、高血压、糖尿病的病人，甚至已经有过心梗、"小中风"的人来说，则属缓不济急了。对于这些有心梗、脑梗大发作的可能性的病人而言，服用阿司匹林预防血栓形成，实为亡羊补牢之举了。

不过值得补充说明的是，由于有心梗、脑梗发作风险的病人多为老年人，而他们往往被建议服用阿司匹林，于是有人产生了误解，以为老年人都应该服用阿司匹林，甚至有以为阿司匹林能治疗冠心病、高血压病的。其实阿司匹林对心脑血管病来说，不是治疗药，而是预防药；也不是预防冠心病、脑血供不足，只是预防心梗和脑梗的发作。当然，既然是为预防的目的用药，那么基本上是应该终身服用的了。

阿司匹林也有一定的副作用，所谓"副作用"是指医疗目的以外的作用。阿司匹林抑制了血小板的功能，使血液不容易凝结，因此不易形成血栓，从而可以预防心梗和脑梗的发作，这是阿司匹林的"正作用"；但同样因为能抑制血小板的功能，使血液不容易凝结，服用者若有胃病，就有引起胃出血的可能，这便是"副作用"了。因此，有胃病的人应慎服阿司匹林。同样，如果血压控制不好，有发生脑溢血可能者，亦不宜服用阿司匹林，因若万一发生脑溢血，将因服用阿司匹林而出血更多。此外，个别人服用阿司匹林可引起哮喘等，所以并不推荐所有的老人都服阿司匹林，只在有较高的心梗、脑梗发作风险，而无胃病、失控的高血压、哮喘等不宜使用情况的人使用。这些风险因素包括：曾发生心梗、脑梗（包括腔隙性梗塞）者；各种原因引起心房颤动者；频繁发作心绞痛者；有"小中风"（一过性脑缺血）史者；有颈动脉、冠状动脉粥样斑块者；糖尿病患者；直系亲属中有40 岁前发生心梗、脑梗者等等。

阿司匹林价格低廉，服用方便，而预防心梗和脑梗的作用是肯定的。不推荐给所有的老人，但有心梗、脑梗发作之风险者，若无禁忌，确以积极采用为好。

此外，阿司匹林真是一个带有传奇色彩的药，除了解热止痛、预防心梗和脑梗的作用外，近年又有研究发现它有一定的防癌作用：患有家族性腺瘤型结肠息肉症的病人，其肠息肉很容易癌变为大肠癌，而此类病人若长期服用阿司匹林便可减少癌变的可能。研究报告：连续服用阿司匹林 5 年，肠癌发生率便可减少37％。真希望它对别的癌症也有预防的作用，若有，霍夫曼、艾兴格林二位更是功德无量了。

治疗的目的在于预防

生了病，当然要治疗。

什么叫病？辞海有解释："人体在一定条件下由致病因素引起的、复杂而有一定表现形式的病理过程……并出现一系列的临床症状。"确实，人们是因为出现了临床症状而理解是生病了、需要治疗了的。头痛、鼻塞，大概是感冒了；腹痛、腹泻大多是肠子发炎了；心悸、胸闷怕是心脏出问题了等等。

但是有些疾病或病理状态，可导致严重的结果，却没有明显的症状，以致为病人所忽视而不进行治疗或不认真治疗。典型的事例便是如今严重危害我国民众生命健康的"三高"：高血压、高血糖、高血脂（实应称为脂代谢紊乱）。

传统的说法中高血压的症状是：头晕、头痛。其实多数是病人因各种原因头晕、头痛就医时被查出有高血压，两者之间并无一定关系。或则高血压初起之时稍有些此类不适，一旦日久，病人绝大多数并无症状，或无明显的症状。因此，许多高血压病人

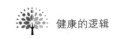

对患有高血压并不知晓。即使知晓，因无不适亦不治疗或不认真治疗。以致我国高血压病的有效控制率不足 10％。

高血糖更无症状了，即使确诊为糖尿病，由于如今大量的是 2 型糖尿病，多亦无明显症状。而且受 1 型糖尿病"三多一少"（多饮、多尿、多食、体重减少）症状的影响，许多病人更觉得自己"既不多亦不少"，甚至会怀疑自己是否确有糖尿病，因此治疗亦不认真。

高脂血症更无明确症状，虽有体乏、苔腻之说，其实并不相关。因此我国高脂血症的知晓率、治疗率、控制率虽尚无准确统计，但估计不会好于高血压。

没有症状算不算病？要不要治疗？不只是病人有疑惑，在广泛的社会层面上亦有质疑。最典型的是对高血压治疗必要性的质疑、对高血压治疗起点（多高需要治疗？查出高血压是否需要立即开始治疗等）的质疑等等。如有人认为高血压的标准是人为订立的，若将诊断标准提高，将使许多人免于诊断为高血压，也避免了"不必要的"高血压治疗。甚至有人怀疑对高血压的治疗受到了药商、医生利益的绑架。对于血糖的增高甚至有说法认为"糖乃人体之营养素，高些有何不好"？

若说糖乃是人体的营养素，高些好的话，那么脂肪亦是营养物质，其所产生的能量，若以相等重量计，甚至是糖的 2.25 倍。高血压的存在，更可理解为是保障了重要器官的血液供应，若这些说法成立，此类"增高"不但无需治疗，而是应该追求的了。

血压的高低、血脂和血糖的数值，确实原本只是一些生理的指标，但经过大量的医疗实践人们发现，这些指标过高、过低都会出现疾病的表现，有的甚至是严重危害人们生命健康的疾病。血压过高，动脉血管受损，导致心脑血管病；血脂（尤指低密度脂蛋白胆固醇）过高更是动脉粥样硬化、心脑血管病的直接原因；血糖之升高是因身体不能利用之故，"水能载舟亦能覆舟"，这些不能利用的糖徒然损害血管、神经。存在这些因素之一，已能导致严重后果，如若同时存在危害更甚。

心脑血管病如冠心病、心肌梗死、脑梗死、脑溢血等如今已是我国民众的头号致死病因。其实心脑血管病还不止表现在心与脑，肾动脉硬化、肾衰竭亦与之有关，下肢动脉粥样硬化可使病人丧失行走能力，足缺血坏死，肠动脉硬化、血栓栓塞可导致肠坏死……这一系列的问题皆源于血压、血脂、血糖等"生理指标"的异常，异常的"生理指标"便是"病理指标"、疾病的现象了。

"生理指标"与"病理指标"的划界确是人为的。但是，是依据大量的临床医疗实践确定的。近三十年来医学界盛行的"循证医学"便是这划界的"证据"。比如30年前高血压的诊断标准是：收缩压大于（病人的）年龄加90（毫米汞柱）、舒张压大于90（毫米汞柱）。但大量的医疗实践发现，出血性中风病人发病时的血压几乎都在 140/90 以上，而不论其年龄多大，于是高血压的诊断标准改定为大于 140/90 毫米汞柱，并不论其年龄如何。又如血胆固醇的增高与心血管病发病正相关，血胆固醇（尤指低密度脂蛋白胆固醇）愈高，心血管病发作愈多。而胆固醇在 5.9 以下的人心血管病的发病率低，于是医学上便将胆固醇的标准定为不超过 5.9（毫摩尔/升）。但是进一步的研究发现：有糖尿病的、高血压的、肥胖的、吸烟的、有早发心脑血管病家族史的人即使将胆固醇控制在不超过 5.9，还是有不少的心脑血管病发作，于是对有这些情况的人便有了更进一步降低胆固醇的要求。所以这些标准确实是人为订立的，订立的依据是临床医疗的实践，或者说是源于成千上万病人丧失健康、丧失生命的教训，订立的目的是指导治疗，以预防心脑血管病的发作。

高血压、高血脂、高血糖如果算是一种病，确实没有多少症状，不像发高烧、肚子疼迫使病人必须立即治疗。这些"病"没有多少症状，从表面来看可以不立即治疗，甚至可以许多年不治疗，但是其中隐伏着的是心肌梗死、脑中风之类严重危害生命的问题，怎能掉以轻心？

心脑血管病固然可治，但风险极大，关键在防。治疗高血压、控制胆固醇、控制血糖便是为了预防这些可能致死、致残的病。

治疗无症状的病，是为了预防要命的病，治疗即是预防。

用药如用兵，进退皆需慎重

大凡是病，或发热，或咳嗽，或是肚子疼，或是睡不着觉，总是会给人的身体或是心理造成某种损害。当人们感受到这种损害时，便知道自己是病了，于是求医问药以图康复。

心肌梗塞、脑中风之类自是严重的疾病，发作时岂止让人感到痛苦，还会威胁到生命的安全，而且发作时往往让人措手不及，于是提倡预防。现代医学研究发生此类疾病的根源在于高血压、糖尿病、脂代谢紊乱。治病必求其本，治了这三种病也就预防了心肌梗死、脑中风。

如今生活条件改善，人们更多地关注到健康，对这三种疾病理应尤加关注，不过，这些病却与一般人们对"疾病"的概念的理解有些不同，以致虽说人人都关注健康，但对这三种疾病的认知却有许多偏差：

一是这些疾病大多没有明显的症状，高血压虽说会让人头晕，但绝大多数病人并无此感觉；糖尿病的症状应有多饮、多尿、多食和消瘦，但如今常见的 2 型糖尿病则多无明显症状；脂代谢紊乱则根本不会引起任何不适，所以一些人对此类疾病并不介意。

二是这些疾病大多进展缓慢，甚至过了一二十年，从表面上看并未对人造成明显的伤害，也使得一些人对此类疾病不以为意。当然，这个"未造成明显的伤害"，只是表面上的，实际上血管的损伤、动脉粥样硬化是在逐年加重的。

三是这些疾病的治疗除了用药之外，还必须改善生活行为。如：有脂代谢紊乱的人应控制脂肪的摄入，高血压者应控盐，糖尿病人连吃饭都得控制，且不是控制一时，这很让一些人觉得为难，大多时间一长也就不那么认真了。

再就是药物治疗方面的误区了。看病吃药本是常理，但若有人因并无不适，不以为是病，自然不会看病吃药。也有些人虽然确实认识到这些没有明显症状的病也是病，但过于自信于自身的调节力量。不错，人体的确有一定的对于疾病的免疫力、调节力，但是终究是有限的。所以对于"高血压前期"、"空腹血糖受损"以及轻度的胆固醇或甘油三酯升高，确也不必急于用药治疗，而是应该努力改善生活行为，如"高血压前期"者应该多运动，尽量吃得淡，"空腹血糖受损"者应该控制食量、多多运动，胆固醇或甘油三酯升高的人自然应该控制脂肪类食物的摄入等等。这些措施有时确实有效，甚至就此避免了患上高血压、糖尿病。但并非所有情况皆能如此。毕竟血压、血糖高起来，或血脂查出不正常，多数还是人体本身新陈代谢的紊乱，有的还有一定的遗传背景。比如说人体内的胆固醇，80％是身体自己制造的，20％是吃进来的，改善饮食行为是重要的，那是解决这20％的问题，如若很好地控制了脂肪饮食，这胆固醇仍不能满意下降，那么就应该寻求药物的帮助了。高血压、糖尿病也同此一理。改善生活行为是重要的，但许多时候还是需要借助于药物的帮助。

"是药三分毒"告诫人们不要滥用药物。药物的确也会有一定的副作用，但面对高血压、糖尿病、脂代谢紊乱这类可能引起严重后果的疾病，岂能因噎废食？当然，如何用药、用什么药、用多大的量，如何避免药物的副作用，皆应由医生权衡决定。

现在临床应用的降压、降糖、调脂药物大多甚为有效，如能结合生活行为的改善，大多能很好地控制这些疾病。而控制了这些疾病，事实上便是预防了心肌梗塞、脑中风之类的心脑血管病，自然是人们都乐见其成的。

问题是血压、血糖都降到正常了，血脂也调好了，这药还要不要继续用呢？人们自然希望一劳永逸，病好了就不吃药了。可惜不行，因为这些病的发生是人体内在的、外在的因素共同作用的结果，即使外在的因素控制得极好，内在的已经发生了的代谢障碍，事实上难以彻底改变，所以此类药物原则上应该终身服

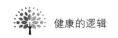

用，以策安全。

对于需要终身服药一事，也让一部分人耿耿于怀，因之有随意停药以致前功尽弃的，甚至有引起病情波动发生意外的。所以若是病情控制稳定，多数可在医生指导下减量，而不宜轻易停药。当然，少数糖尿病病人病情较轻的，也许可在严格的饮食控制和适当运动的情况之下，停药观察，若血糖又复升高，当然还是需要药物治疗。同样，血脂都正常了，若是没有糖尿病、动脉粥样硬化，或许也可以试着停药看看，但必须密切检查，一旦血脂异常，必须重新服药治疗。而对于高血压的病人，则连试试也别试，因为停药造成的血压波动，可能造成严重的后果。

"用药如用兵"，或进或退都必须十分慎重，终是性命攸关之事。

第三篇

糖尿病与代谢性疾病

糖、血糖、糖化血红蛋白

糖尿病得名于病人的尿中有糖排出。尿，本应排泄人体新陈代谢的废物，糖为人体重要营养素，为何将糖也排了出来？研究下来发现并非是肾脏的过错，而是血中含糖过多，"满"了出来。又，这糖既是人体营养物质，在血中应属多多益善之物，为何如今人们却又斤斤计较于血糖的高低，凡高出指标者必欲降之而后快呢？

原来人体之营养素有六：糖、蛋白质、脂肪、无机盐（钾、钠、钙、镁之类，或称矿物质）、维生素与水。前三者又称"生能营养素"，即能产生能量的营养素。"能量"为身体活动之"能源"，犹如汽车之汽油，而身体的活动还不仅是指举手投足或是身体位置的移动，凡心跳、呼吸、消化吸收、思考记忆，乃至新陈代谢皆需能量。

糖、蛋白质、脂肪皆能提供能量，但糖实为"供能大户"，因人们每日所食的"主食"如米饭，馒头、面条之类的主要成分皆属于糖。糖，不但提供的能量多，而且人体利用方便，因糖为"碳水化合物"，新陈代谢之后分解为二氧化碳与水，通过呼吸、排尿不难排出，故糖亦可喻为"清洁的能源"。

人们每日摄入的糖类食物进入体内，皆需经消化吸收并转化为葡萄糖才能利用。而人体利用葡萄糖又必须要借力于胰岛素，若胰岛素缺乏或失灵，则血中的糖虽多而不能利用。人体动力不足，必转向利用蛋白质、脂肪所能提供的能量，此二者供能本非"主业"，勉强应付的结果是体内新陈代谢大乱，时间一久，从头到脚、从脑中风到脚坏疽等各种并发症不期而至，其始作俑者便是糖之不能被利用。

而糖不能被利用的表现便是"血糖增高"。由于进餐后血糖必定增高，故检查血糖，应查"空腹血糖"，方是其真实面貌。空腹血糖的高低可反映糖尿病的轻重、治疗的是否得法。"降血糖"的本质是纠正体内糖代谢的紊乱，使糖能正常地被利用。故糖尿病病人应充分关注空腹血糖的高低，并追求空腹血糖达到正常。

人体内血糖的高低与饮食、活动关系甚大，虽说人体有强大的稳定身体"内环境"的能力，血糖水平亦可通过诸如肝糖原、肌糖原等的生成与分解来调节在大致正常的范围内，但在糖尿病患者体内此种调节能力减弱了，饮食、活动比之常人皆更能影响血糖检测的结果。比如所验虽说皆是"空腹"血糖，但前一晚所食之物是否易于被消化吸收、转化为血中葡萄糖（易者，名为"升糖指数"高，反之，难者为低），则会影响到"空腹"血糖的高低。比如前晚食粥，此物"升糖指数"高，则至次日清晨，粥所转化的葡萄糖早已被利用了许多，血糖自然较低。若所食为新疆的馕，此物坚实，消化吸收既慢，葡萄糖形成亦晚（"升糖指数"低），次晨检查则血糖尚高，此为一。其次，采血化验前的体力活动亦影响血糖水平。步行半小时到医院所测的血糖自是低于起床后在家自测的血糖，其理自明。糖尿病病人的空腹血糖高低故应重视，但对其数值的些微变化却不必过分纠结，如上周所查空腹血糖为5.8（毫摩尔/升），本周所查为6.0（毫摩尔/升），就不必以为是病情加重了。

那么有无不受这些"临时因素"影响而能评价血糖高低的指标呢？这便是糖化血红蛋白检查。血红蛋白为红细胞中输送氧的蛋白质，此蛋白质在人体内能与血液中的葡萄糖不断地结合，成为糖化血红蛋白，而其结合之多寡则与血中葡萄糖浓度"正相关"，即血糖越高，被"糖化"了的血红蛋白也越多。

人体内红细胞的寿命约为120天左右，其中所含血红蛋白的寿命亦约120天，每采一份血样可以理解为：其中1/120的血红蛋白为当日所产生、1/120为一日寿命的血红蛋白、1/120为两日寿命的血红蛋白，而1/120为120日寿命的血红蛋白，则此血样中测得的糖化血红蛋白之量可以视为近几个月来的平均值，因此可以反映近几个月来血糖高低的总体情况。亦即：也许某日饮食多了些、血糖高了些，当日形成的糖化血红蛋白便多了些，而某日活动多了些、血糖低了些，形成的糖化血红蛋白也少了些，但一份血测出的糖化血红蛋白，却是这几个月血糖总的趋势，因此能更宏观地、准确地评价糖代谢的情况。

如今糖化血红蛋白的检查已经逐步普及。正常人糖化血红蛋白含量应不超过 6.4％，糖尿病人则多在 7％以上。研究表明糖尿病人的糖化血红蛋白数值每增高一个百分点，其发生心脑血管并发症（如心梗、中风之类）的概率将增加 15％～18％。

使糖尿病人的糖化血红蛋白含量正常，已成为国际公认的糖尿病控制的"金标准"。

对病情较为稳定的糖尿病人来说，关注糖化血红蛋白的含量比关注"空腹血糖"的高低更重要。

避开糖尿病的风险

如今我国成了糖尿病大国。大国者，患病人数多也。前些年我国糖尿病学会公布的数字是我国有糖尿病患者9 240万，糖代谢受损（即虽尚未诊断其为糖尿病，事实上糖代谢已不正常）者1.5亿，曾让人们大吃一惊。近据《中国医学论坛报》援引国际著名的医学杂志《柳叶刀》的资料，中国糖尿病人数已占成人数的11.6％，达1.139亿，而糖尿病前期者在成人中已超过半数！

如此多的人患着或将会患着同样的一种严重的疾病，这就成了全社会的一个公共卫生问题了。糖尿病可治，但几乎皆不能治愈。关键在防，而欲预防其病，必先知其何以生病。

糖尿病与遗传因素有一定的关系。据研究，在我国有遗传因素存在者，糖尿病的发病率高出无遗传因素者2至3倍。但糖尿病并不属于一般概念中的遗传性疾病，即并非父母患有糖尿病者，子女必定会患此病。遗传因素更多地表现在其子女对糖尿病的致病因素更为"易感"罢了。

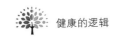

糖尿病的致病因素，常说的是"多吃、少动"。其实这只能称为"风险因素"，即多吃、少动者患糖尿病的风险较大，并非一旦多吃、少动必定会生糖尿病。但这个因素的确是除了遗传之外的一个重要的糖尿病风险因素，而且与遗传因素不同，是人们"可控"的因素。

以饮食而言，随着我国经济的发展、民众生活的改善，膳食健康问题亟需引起关注。近年在食品卫生的宣传方面有过多地批评"饮食西化"的倾向，"洋快餐"固非佳品，但日日食用"洋快餐"者终究是少数，我国广大民众传统饮食变化的动向亦需关注。如今我国民众的饮食总的倾向是脂肪与动物性食品摄入量不断增加。此外，也有一部分民众淀粉类食品诸如米饭、馒头之类摄入量过大，而蔬菜水果的摄入量则皆嫌不足。其结果是摄入的总热量超标，过多的脂肪食物直接导致肥胖，大量的淀粉类食物直接增加了胰岛的负担，而蔬菜水果的摄入不足则导致了一些如维生素C、维生素E、胡萝卜素、镁、硒、锌等有益于新陈代谢的维生素与微量元素的缺乏。这些变化应该理解为糖尿病的重大风险因素。

如今的工作许多都已经机械化、自动化了，消耗体力的工作明显减少，甚至日常生活中的活动也由汽车、电梯、洗衣机之类代劳了。体力消耗的减少固然可视为人类社会的进步，但是"生命在于运动"，人是离不开动的，于是运动成了现代人生活中之不可缺少的行为。可是在我国许多人对此缺少认识，一个调查显示在成人中能坚持日常体育锻炼者只有 11.9％，换言之，近90％的成人并无运动的习惯。

糖尿病的风险因素除了遗传、饮食、活动之外，超重乃至肥胖亦是重要的风险因素，肥胖者糖尿病发病率高。如今我国民众中超重与肥胖者与日俱增，风险因素的存在既与日俱增，糖尿病自难不增。不过，人之所以胖，实在是与"多吃、少动"有关，亦与遗传因素有关的。

有人将年龄亦列为风险因素之一。确实，目前多见的 2 型糖尿病多见于成人，因为此类慢性病的形成有一个漫长的过程，比如"多吃、少动"与糖尿病的发生有关，而并非一两天"多吃、少动"了糖尿病就发作了。不过，要提醒的是这糖尿病，而且就是这 2 型糖尿病，如今在青少年中的发病率亦很可观了，最新的资料显示，我国 18 至 29 岁的青年人中糖尿病的发病率已达4.5％，而 30 至 39 岁的中年人中更高达 6.6％，甚至在儿童中以往主要皆是与胰岛功能缺失、胰岛素绝对不足有关的 1 型糖尿病，而今也已被这在成人中发病的 2 型糖尿病取而代之，成了儿童糖尿病的主要类型了。

年龄若作为糖尿病的风险因素，可以说与遗传因素一样，是不可控因素，但吸烟与嗜酒则是糖尿病"可控的"风险因素。烟雾中的有害物质被吸收入血液，进入胰腺，损害胰岛功能，致使

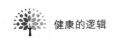

胰岛素产量下降，使 2 型糖尿病的发病率增加 45%。酒精损伤胰腺，多有慢性胰腺炎、胰腺纤维化存在，胰岛功能受损，自然亦增加了糖尿病发作的风险。

我国糖尿病病人过亿，当然要靠医生治疗。但大量的糖尿病前期的人如何才能避免发展为糖尿病？那就不是吃药、打针的问题了，而是需要引起全社会的重视，努力规避相关风险因素。遗传与年龄为不可控因素且不去谈它，饮食问题、体育锻炼问题、控制体重问题、戒烟限酒问题，则皆已是迫在眉睫的问题，如何树立健康的生活行为观，实在已经刻不容缓了。

糖尿病与胰腺癌或有关联

　　糖尿病是如今十分常见之疾病，胰腺癌是现今颇为严重之癌症。两者不仅同为损人健康之病，其间还有着相当多的内在联系。

　　糖尿病是因胰岛素缺乏，或身体对胰岛素不再敏感而引起。而胰岛素来自胰腺的 β 细胞，这 β 细胞在胰腺中成堆地聚集在一起，若海中岛屿一般，故称之为胰岛，而将其所产生之物名为胰岛素。胰岛素为进行糖类物质代谢的必要物质，一旦缺乏或不敏感，则糖类的新陈代谢便不能正常进行。糖为人体活动，包括一切生理活动如心跳、呼吸、消化、思考等所需能量的主要来源。故一旦糖的代谢出现障碍，则牵一发动全身，全盘皆乱。若不能有效治疗，则会发生许多并发症，严重威胁人的健康乃至生命。

　　胰腺癌为生长在胰腺上的癌，由于胰腺深藏在上腹部胃的后面，非但医生不能用手摸到，即用超声波检查，亦常不能清晰探及。加以胰腺癌早期多只有些疲乏、食欲欠佳之类的不典型症状，不易引起病人警觉，故胰腺癌常不能早期发现，发现既晚，

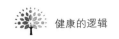

疗效自差，因此民间有"癌中之王"一说。

糖尿病失治，急性者可致酮症、高渗性糖尿病等病症，危及生命。慢性糖尿病也会损伤全身大小血管，故有"糖尿病即血管病"之说。损伤大血管引起动脉粥样硬化，引发心脑血管病如冠心病、脑卒中之类；损伤小血管引发（眼）视网膜病变、足趾坏疽等等。糖尿病又极易引发各类感染，诸如泌尿道感染、肺炎、败血症之类。近年医学界则又注意到糖尿病与癌症亦有关系。

糖尿病与癌症的关系中，因糖尿病发端于胰腺，与胰腺癌同源，故两者关系至为密切。胰腺癌晚期，病变涉及大部分胰腺，胰岛被毁，糖尿病因而发生自不难理解。然而近年注意到胰腺癌尚在早期，已经有糖尿病发作之事。何以至此？

有解释说是两者同源于慢性胰腺炎，因癌症常源于慢性炎症，如肝癌常发生在慢性乙型肝炎、肝硬化的基础上，宫颈癌常发生在慢性宫颈炎基础上，胃癌常发生在慢性萎缩性胃炎基础上等等。胰腺癌自与慢性胰腺炎脱不了干系，而慢性胰腺炎亦可导致胰岛损伤而引发糖尿病。如此，则胰腺癌与糖尿病是同源之病，若先后被发现，则可能有胰腺癌引发糖尿病或糖尿病引发胰腺癌之说。此说，应是合理的。

胰腺癌晚期摧毁胰岛引发糖尿病，是可能的。而糖尿病早期即引发胰腺癌亦是有可能的。近代分子生物学研究发现：糖尿病人体内有一种名为"胰岛素样生长因子"的物质甚为活跃。此物想来应是促进糖尿病病人体内多产生些胰岛素来弥补不足之用，不意此物却有促进细胞增生的作用，若是促进了能产生胰岛素的胰岛 β 细胞自是好事，但若促进了其他的细胞过度增生，便有促癌之嫌了。所以近年人们确实注意到糖尿病病人癌症，包括胰腺癌、肝癌、胆囊癌、肠癌等的发病率皆高。在糖尿病众多的并发症中，又添了一大类癌症。

最近有人研究了大量的病例报告说：若一般人发生胰腺癌的风险为 1，则糖尿病发生两年内的人为 5.54、2～5 年之内为 1.93、5～10 年为 1.98、10 年以上为 2.51。这项研究说明糖尿病与胰腺癌关系密切，即糖尿病病人容易合并有胰腺癌。

姑不论这两者之间的因果关系。从实用的角度出发：胰腺癌较难早期发现，唯有提高警惕、定期检查，或能早期发现，而获得早诊、早治，以争取最佳疗效，包括治愈的机会。而今证明糖尿病者易患胰腺癌，那么，糖尿病患者便应每半年一次做关于胰腺癌方面的防癌检查，如采血化验与胰腺癌相关的肿瘤指标 CA199、CEA，及做腹部超声波检查，若有可疑情况再作 CT 检查，务求确诊。

此项研究还提示糖尿病发生后的头两年，发生胰腺癌的风险高于常人 5 倍以上，则是十分显著的了。故此奉劝新发糖尿病患者，除了注意查血糖之外，勿忘检查胰腺癌之事，或有可能因此而达成胰腺癌的早发现，甚至因而治愈，则是不幸中之大幸了。

肥胖与减肥

原始人茹毛饮血，靠打点野兔子、采点野果子为生，还要逃避猛兽的袭击、洪水的泛滥，能活下来就算幸运了。估计那时的人必定是面有菜色、营养不良的了，肥胖大约没有可能。等到后来神农氏教人耕种，伏羲氏教人饲养牲畜，食品慢慢丰富起来。又有燧人氏教人钻木取火，人们开始熟食，营养情况乃得改善。加以有巢氏教人造屋，人们开始群居，可以躲避猛兽攻击，而洪水又被大禹们给治了。于是生活安定了下来，并且逐步食而有余，于是人便无须天天为找吃的东西而辛劳了，社会便开始有了分工，有人种田、有人做工、有人做官当老爷了。种田、做工的不免辛苦，做官当老爷的自然轻松些；由于那时既无肥田粉，更无转基因，能吃的东西终究有限，种田、做工的分到吃的少些，做官当老爷的难免多吃多占些。日子一久，看出点区别来了，辛辛苦苦的人瘦，无需辛劳的人胖。其时的人既不知剥削二字，又不懂"剩余价值"学术，只是羡慕那些肥头胖脑的人有福气，称他们有福相。日子一久甚至影响到人们的审美观念，虽说有过"楚王好细腰"的插曲，但"以胖为美"终究是食物不够丰富时期的产物。

到了近代，科技进步、生产发展，食品丰富起来，偏偏无论生产劳动或是日常生活，体力的消耗却又明显地减少了，于是许多的人都"发福"起来，变得一副福相了。

从传统的观念看，许多人都胖了起来应是生活富裕的表现。不过现代医学进步后，却发现这肥胖竟是许多慢性疾病的祸根。其中最突出的便是包括糖尿病、高血压、动脉粥样硬化在内的代谢综合征。由于肥胖常常是这些严重危害人们健康的疾病的先兆，故民间甚至将代谢综合征称之为"富贵病"。此外，一些癌症如结肠癌、乳腺癌、子宫内膜癌、前列腺癌等的发病亦皆与肥胖有关。如今是信息社会，肥胖不利于健康的信息迅速传播，于是人们便又从羡慕肥胖转向"以瘦为美"了。在个别人士中甚至出现了疯狂节食，以至进入损害健康的误区了。

所以，应该提倡的是"健康体重"。2017年年初国务院发布的《中国防治慢性病中长期规划（2017—2025）》中便强调了健康体重的问题。

一个人的体重是否健康，可用体重（质）指数来衡量，其计算方法为：以体重公斤数除以身高米数的平方。如体重70公斤、身高1.7米的人，其体重指数为：

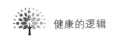

$$70 \div (1.7 \times 1.7) = 24.2$$

按我国成人的体重（质）标准——体重（质）指数在 18～22.9 为正常，小于 18 为消瘦，大于等于 23 为超重，大于等于 25 为肥胖，则上述此君体重已经超标。当然若是一些肌肉特别发达的人士则另当别论。

在肥胖的人士中，尤其一些大腹便便的所谓"腹型肥胖"的人，尤须多加注意。据研究，腹部的脂肪更具有"生物活性"，比如最容易导致胰岛素抵抗，引发糖尿病，进而发生高血压、动脉粥样硬化、心脑血管病，也较容易导致某些性激素的代谢异常，以致与某些癌症的发病有关。所以我们不但应该关注体重，也要关注体型。健康专家指出，我国男性的腰围宜控制在 90 厘米以下，女性则宜控制在 85 厘米以下。

如果消瘦，应检查原因，并加纠正。幸而此种情况除患有严重疾病者外并不多见。若已明显超重，便应该减肥，减肥既是预防肥胖症、高血压、糖尿病、动脉粥样硬化的必要措施，也是预防大肠癌、乳腺癌等癌症的重要措施。

不过究竟这体重（质）指数达到多少必须减肥？学术界似乎尚无明确的说法。有按体重（质）指数将肥胖进行分级的：25～29.9 为轻度肥胖、30～34.9 为中度肥胖、35～39.9 为重度肥胖、大于 40 为极重度肥胖。当然，"级别"越高的肥胖越应减肥。此外还需视其发生糖尿病或高血压的风险，如已是"空腹血糖受损"（即糖尿病前期）或高血压前期状态者自应考虑减肥。年龄亦是应考虑因素之一，减肥的目的既是预防慢性病的发生，那么原则上越是年轻的肥胖者越应考虑减肥，老年人提倡适当活动，减肥可不强调，高龄老人自无需减肥。

　　减肥一事如今甚为风行，方法很多，古方、洋法、服药、吸脂不一而足。但实际上万变不离其宗，合乎生理并确实有效的方法不外有二：一是控制饮食，切实减少脂肪的摄入量，也需减少淀粉类食物的摄入量，以免当其消耗不完时转化为脂肪使体重增加；二是增加运动，将体内的脂肪转化为供应运动所需的能量。

　　然而，欲达此目的必须有相当的毅力才行。所以一些肥胖人士往往寄希望于减肥药，不过须知"是药三分毒"，包括中药亦是如此。市售减肥药多含利尿剂，服后排尿多些，体重或稍能下降，其实并不能减肥，有些减肥药久服还会损伤肾脏功能，得不偿失。有的减肥药有抑制食欲的作用，亦须在医生指导下慎用，以防导致营养不良。还有些民间的减肥之法，多数打着"古法"的旗号，其实我国古代既无减肥之需，亦必无减肥之法。

　　重度肥胖，通过节食、运动改善无多的，尤其已并发糖尿病者或可考虑手术治疗，此类"代谢手术"国内外医学界已积累了相当的经验，证明安全有效。

　　当然一般肥胖者减肥，还是应从节食、运动入手，循序渐进，持之以恒，必能达一定之效果。

血中尿酸何以增高

"血尿酸增高"一词如今频频见于体格检查的报告中,"知名度"虽不及血压升高、血糖血脂高,但也逐步引起了人们的关注。

尿酸是蛋白质分解代谢的最终产物,在血液中,主要经由肾脏排出,故称尿酸。不难理解,如果肾脏排泄功能下降,血中尿酸自然增高,如果血中尿酸产生过多,超过肾脏排泄的能力,血中尿酸当然也会增高。前者见于肾脏疾病患者,血尿酸数值的高低也反映了肾功能的好坏。后者可见于体内蛋白质过多分解的情况,比如因烧伤、挤压等导致的大量组织损伤,或肿瘤化疗导致的肿瘤细胞、白细胞的大量损伤,或极度饥饿导致的身体蛋白质的异常分解。但这些都不是一般常见于体检报告中"血尿酸增高"的原因。

体检者中当然也可能有原先并不知情的肾脏病者,因检出"血尿酸增高"进而查出肾脏病来,则又当别论。多数"血尿酸增高"者并无明确的肾脏疾病，又无其他体内蛋白质异常分解的情况，那么就应该在饮食中找找原因了，如今体格检查发现的"血尿酸增高"可能大都与饮食失当有关。

"血尿酸增高"可引发痛风症。痛风以关节炎为主要表现，尿酸沉淀于关节腔中，损害关节软骨、关节囊，使关节红肿、疼痛、发生活动障碍。在关节附近还可形成"痛风石"，即可以摸到的皮下坚硬的结节，严重者并可穿破皮肤"流出"白色粉末状的尿酸结晶。痛风常涉及肘、腕、膝、踝、指、趾诸关节，而且时常突然发作，"如风之来"，故曰痛风。但痛风之危害并不限于关节，严重者且可涉及心脏、眼球等等。

幸而，如今体检中发现"血尿酸增高"者大多数并无肾脏疾病，亦无痛风之症，当然更无心脏问题，以致一些"增高者"不以为意，或者只知要少吃海鲜、啤酒而已。实则此类"血尿酸增高"者需注意以下问题，以改善尿酸的增高，确保身体的健康：

一是须知此种"血尿酸增高"实与肥胖、"（血压、血糖、血脂）三高"之所谓"代谢综合征"同出一辙。许多学者强调"血尿酸增高"实为"代谢综合征"之一部分。故体格检查中发现"血尿酸增高"不能就事论事，以为只要不发痛风便不必担心，而是应该以此为契机，关注代谢综合征的预防，如控制饮食，减少脂肪与盐的摄入，增加体育运动等等。如已有肥胖、高血压、

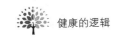

糖尿病、脂代谢紊乱等情形，更应充分关注、积极控制，因代谢综合征诸项往往有"1＋1＞2"的效应，出现尿酸增高后于健康甚为不利。

二是"血尿酸增高"者若无痛风发作，一般可暂不服用降尿酸的药物，但于饮食方面须多加注意，须知虽说血液中的尿酸70%～80%为人体新陈代谢所产生，但"血尿酸增高"者这增高的部分却多与饮食有关，所以必须对饮食进行调整。海鲜、动物内脏应列为忌食之物，其中尤以带甲壳之海产品如虾、蟹、螺、蚌之类为最。红肉如牛、羊、猪肉亦应限量食用。啤酒在禁忌之列，而白酒、黄酒、葡萄酒过多饮用亦能促进尿酸之生成，亦应限量饮用。含糖，尤其是果糖饮料，大量饮用能升高血尿酸，故应加以限制。而奶制品，尤其是脱脂奶及酸奶，及咖啡有降低血尿酸的作用，"血尿酸增高"者可酌情多加选用。

三是我国政府发布的"居民膳食指南"对居民饮水问题多有强调。2016年发布的《中国居民膳食指南》指出每人每天应饮水1 500至1 700毫升。此类"血尿酸增高"者更应多饮水，每日饮水量宜在2 000毫升以上。因此类人员的肾功能多属正常，多饮水则多尿，多尿则利于尿酸的排出，从而改善血尿增高的情况。至于饮用何种水则并无所谓，当然，含盐者不宜、含糖者宜控，茶水或白开水俱佳。

"血尿酸增高"本身并无症状，短时间内似乎对健康虽并无大碍，但须知此种情况的发生，说明生活方式方面，至少是在饮食方面已须加以节制，也说明身体对某些物质的代谢潜力已经有限，关注饮食健康、建立健康的生活方式已刻不容缓。

痛风病人饮食问题新解

中医治病，常有"忌口"之说，即告诉病人有哪些东西是不能吃的，而现代医学对病人则多无此要求。故民间有"中医忌口、西医不忌口"之说。其实此说也不尽然，患肝病者"西医"也是劝他戒酒的，患肾病者也是要他少吃盐的。还有些代谢性疾病如脂代谢紊乱者，"西医"劝其低脂饮食；甲状腺功能亢进者告之应忌食含碘丰富的食物等等。其中告诫最为严格者为痛风病。

痛风病典型的表现为突然发作的关节红肿疼痛，因其疼痛发作突然如风之袭来，故称之痛风。其病因尿酸结晶沉淀于关节腔中所致，严重者尿酸还可引起心、肾等脏器的损伤。尿酸本应通过肾脏从尿中排出，故被称为尿酸。但若血中尿酸过多或肾脏排泄能力不足，尿酸便在血液中积蓄，形成"高尿酸血症"，若过度饱和，则形成结晶析出，痛风发作。

故欲预防痛风，得先降低血中尿酸的含量。欲降低血中尿酸的含量，不外是减少尿酸之来源与促进尿酸之排泄。而两者之中又以前者为主，因除非肾脏有病，尿酸之排泄并无问题，只是由于血中尿酸过多，超出其排泄之能力而已。那么，血中何来这许多尿酸？

原来这尿酸为蛋白质代谢的最终产物，主要来源于富含嘌呤的核酸之中。核酸存在于细胞核中，凡生物体的细胞（除红细胞外）皆有细胞核，细胞核中必有核酸，核酸由嘌呤、嘧啶等成分构成。细胞在不断的新陈代谢中，衰亡的细胞被分解，核酸降解为嘌呤、嘧啶之类的物质，嘧啶降解为氨、二氧化碳，嘌呤则降解为尿酸。此为尿酸的体内来源，即"内源性尿酸"。而另一来源则为食物，称为"外源性尿酸"。通常，前者占人体内全部尿酸的七至八成。

要预防痛风的发作，便应降低血中尿酸的含量。"内源性尿酸"来自人体的新陈代谢，衰亡的细胞自应充分降解消除，这部分尿酸不能，也不应削减。能控制的只有从食物里来的"外源性尿酸"了。人吃的食物、无论主食、荤菜、蔬菜都是生物体，都有细胞核，都含核酸，又如何是好？

办法还是有的：将那些核酸中含嘌呤高的食物作为高尿酸血症患者、痛风病人的食物禁忌。于是有了此类病人忌海鲜、啤酒及豆制品之说。谁说"西医不忌口"？

痛风旧称"王侯之病"，多见于生活富足者，当是与进食富含嘌呤之食物过多有关。如今我国经济发展，人们生活富足，食品极大地丰富。痛风，这只"旧时王谢堂前燕"也"飞入寻常百姓家"了。近年，我国痛风病人猛增，在经济较为发达的地区，高尿酸血症更是普遍。当然如今科技进步，可用药物治疗这一疾病，或增加尿酸的排泄，或减少尿酸的生成，皆颇有效。

但为预防痛风的发作，病人的饮食仍须加以注意。不过，以往是以该食物中嘌呤的含量作为取舍的依据，凡嘌呤含量高者列为禁忌、含量低者认为可食，而如今是从食用的实际效果，依其食入后是否确实增高了血尿酸的含量或确实引发了痛风，来定其取舍。

典型的例子要算豆制品了。大豆中因富含嘌呤，故以往人们便将大豆及其制品皆列为痛风病人忌食之物了。如今则发现豆制品在制造过程中其嘌呤已经所剩无几，而豆腐等豆制品中的某些成分甚至有利于促进尿酸的排泄，即使如大豆等食物直接食用，亦不明显增高血中尿酸的含量。故 2012 年美国风湿病学会发布的"痛风患者饮食宜忌"中已不将其列为禁忌。

动物类食品中所含游离脂肪酸与血中尿酸结晶结合，方是痛风发作的主因，因此动物的内脏，如肝、肾等被列为"应避免的食物"，而海鲜如沙丁鱼、贝类等以及牛羊猪肉等则被列为"应限制的食物"。

啤酒仍应避免，而其他烈性酒甚至所有酒类亦皆应避免，因为如今认为"酒精是导致痛风的主要原因"。

果糖可以增加尿酸的生成，故含糖饮料及果汁为"应避免的食物"，而一般水果为"应限制的食物"，但樱桃除外。

奶制品食用量大者，痛风发病率低，不过以低脂、脱脂奶为宜，此类食物已被列为"鼓励食用"之列。

咖啡能抑制生成嘌呤的酶，故亦鼓励食用。茶似无此作用，不过多饮水亦有利尿、增加尿酸排泄的作用。

从单纯以某种食品嘌呤含量高低决定痛风患者的饮食宜忌，到以某种食物食用后是否确实增高或降低血尿酸的水平来判定宜忌，是营养学的进步，也体现了人类对客观世界认识的进步。这个进步对控制血尿酸的增加、防止痛风的发作、促进人类的健康是有益的。

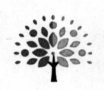

第四篇

癌症与防癌

从细胞分裂看肿瘤问题

人的身体是由细胞组成的，与所有生物体一样，细胞也不断地进行着新陈代谢。不过这新细胞不是由老细胞如同生儿育女一样"生出"新细胞来，而是由老细胞"一分为二"分裂增殖而来。新细胞继承了老细胞的形态和功能，或者说是样子和本领，这个与生俱来的本领是由"基因"决定的。带有遗传信息的基因存在于细胞核的染色体中，这染色体的形态就犹如一根"麻花"，是一种"双螺旋结构"，当细胞分裂时这染色体也一分为二，分别进入两个新细胞之中，再进行"碱基配对"形成新的双螺旋结构的染色体，这样这基因也就完全复制到两个崭新的细胞中了。染色体在细胞的新陈代谢过程中容易受到损伤，若是损伤到基因，导致"基因突变"，就会引起细胞本质的变化，甚至变成一个癌细胞了。

但人体对这染色体可能发生的损伤却有保护之策：在染色体的两端各有一个称为"端粒"的结构保护这染色体，好比鞋带两头的套管，保护着鞋带免于磨损一样。不过这端粒本身却也会有被磨损而缩短的可能，当端粒被磨损缩短到一定的程度，便丧失了对染色体的保护作用，此时的细胞便不再继续分裂，而进入老化乃至死亡的阶段。

不过对端粒的损伤，人体还有一种保护机制：在端粒处有一种酶，称为端粒酶，这端粒酶能使端粒延长。这个发现可是一个了不起的事，因为端粒的延长便意味着细胞寿命的延长，而细胞寿命的延长，则或可能是人抗衰老，乃至长寿的前提。

可惜的是，人们又发现肿瘤细胞中这个端粒酶非常之丰富，难怪肿瘤细胞能生生不息。抗衰老的线索却又引出了生肿瘤的问题。

衰老是自然界永恒的规律，人总是会衰老的，在衰老的同时，人体自身事实上也在自发地"抗衰老"，人老了，许多器官萎缩了，但前列腺反而会增生，骨质也会增生，结果形成前列腺肥大，长出了骨刺；人老了，许多脏器的功能会衰退，但心脏的搏动会代偿性地增强，动脉血管的紧张度也会增加，本意是为了保障身体各处的血液供应，结果却是形成了高血压病。以此类推，人衰老了，细胞分裂减少了，人体便让这端粒酶增加，却不料又形成了肿瘤。这肿瘤，也可能便是人体抗衰老的产物之一，只不过它是帮了个倒忙。换句话说，人生肿瘤也不过是一种符合自然规律的现象而已。

　　既然生老病死是自然规律，人们对它就应该有个正确的认识。说得更直白一些，人的生命有开始就必有终结，疾病是导致生命终结的一种主要形式，肿瘤便是其中之一。据我国卫生行政部门调查：心脑血管病、糖尿病、肿瘤、慢性呼吸道疾病占我国居民死因的 86.5%，其中肿瘤便独占 22%，亦即中国人中 22% 因患肿瘤而结束生命。换句话说，肿瘤是 22% 的中国人生命告终的形式。须知并非上苍独薄中国人，许多发达国家皆是如此。不发达国家在这一点上好些，肿瘤占死因的比例小些，但在许多地方生命的终结可能因为饥荒、战乱，也可能由于鼠疫、霍乱、埃博拉……

　　近年有肿瘤是一种"慢性病"之说，确实，按现代的科技水平，肿瘤病人如能积极治疗，确实可以延长生命，而且是健康的生命。如能早期发现，甚至还可望治愈。其实，对于大多数其他各种"慢性病"来说，控制病情的发展、延长健康的寿命，目标大至也就是如此吧。高血压病、糖尿病、冠心病不都是如此吗？肿瘤病人中部分还有"治愈"的希望，高血压病、糖尿病、冠心病还难有此望呢。人们是不是应该用这种心态来看待肿瘤呢？

　　那么人们只能听任肿瘤肆虐吗？当然不是。

　　世界癌症基金会的专家明确指出："癌症的 1/3 是可以预防的。"这话是好多年前说的，最近已经有人推算说："癌症的半数是可以预防的。""趋利避害"本是动物的本能。许多致癌因素存在于人的生活行为之中，比如吸烟、嗜酒，高脂、高盐的饮食，久坐少动，心理状况不良等等，人们应该努力避开它；人们的生活行为当中也有许多有利于抑制肿瘤发生的因素，比如多吃新鲜蔬菜水果、坚持体育锻炼、注射疫苗、保持心情愉快等等，人们皆应努力去做。这样，虽不能说绝对可以不生肿瘤，但人们肯定可以离它远些。

生老病死是自然规律，任何人无法抗拒，但人是智慧的动物，可以在这个规律之下寻求某种变通。就像虽说"人生自古谁无死"，但人可以活得更长久一样，人难免会生病，也不可能绝对避免生癌，但人肯定可以离它远些，比如，别来得太早，万一来了，还能治，就好。

此消彼长，防癌还得下功夫

每年的 2 月 4 日是世界癌症日，在这个日子的前后都会有一些相关的信息发布出来。近期的信息显示：随着人口结构老龄化的加剧、生态环境的破坏、不健康生活行为问题的泛滥，我国肿瘤发病率多年持续上升。据我国相关统计：中国癌症的发病率与世界水平接近，但死亡率高于世界水平。该研究引述国际癌症统计报告说：2012 年中国癌症发病人数为 306.5 万，约占全球发病人数的五分之一；癌症死亡人数为 220.5 万，约占全球癌症死亡人数的四分之一。而且该研究认为，今后 20 年，中国癌症的发病数和死亡数还将持续上升。根据预测，如不采取有效措施，我国癌症发病数和死亡数到 2020 年将上升至 400 万人和 300 万人，2030 年将上升至 500 万人和 350 万人，实在是一个必须高度重视的公共卫生问题乃至社会问题。

中国每年癌症发病人数约占全球癌症发病人数的五分之一，由于中国的人口数约占世界人口数的 1/5，平摊下来，这数字犹有可说，但癌症死亡人数约占全球癌症死亡人数的四分之一，就有问题了。换句话说，中国的癌症病人死亡率较全球平均值高。据统计，美国癌症病人的 5 年相对生存率在 60％至 70％，而我国只有 30％左右。

　　中国的癌症病人死亡率为什么高？有专家认为是因为我国癌症发现普遍较晚，发现时已多处于中晚期，以致治疗效果较差，斯言是也。不过还需要考虑另一个因素，即癌症"构成"的因素。癌症是一组同类疾病的总称，包括凶险的、温和的、易治的、难办的各种癌症，若是凶险的、难办的癌症多，治疗效果便差，统计下来自然生存率低而死亡率高。反之，如果是温和的、易治的癌症多，治疗效果便好，统计下来自然生存率高而死亡率低了。

　　据 2006 年第三次全国居民死亡原因调查结果显示：我国城乡居民中导致死亡的癌症的种类正在发生变化，与环境、生活方式有关的肺癌、肝癌、结直肠癌、乳腺癌、膀胱癌死亡率呈明显上升趋势。国家癌症中心发布的《2012 中国肿瘤登记年报》显示，全国肿瘤登记地区恶性肿瘤发病第一位的是肺癌，其次为胃癌、结直肠癌、肝癌和食管癌；死亡第一位的是肺癌，其次为肝癌、胃癌、食管癌和结直肠癌。这里提到的"导致死亡的癌症种类的变化"是指：自 20 世纪 70 年代我国开始肿瘤统计工作以来，胃癌、食管癌历来是发病率与死亡率都名列前茅的癌症，由于民众生活条件的改善，近年发病率已见下降，而增加明显的，尤其是导致整体癌症死亡率明显增加的是肺癌、肝癌、肠癌，皆已跃升为癌症死亡率的前5位，其中肺癌无论发病率与死亡率皆已跃升为首位。

肺癌、肝癌、肠癌之跃升为癌症死亡率的前5位，乃至乳腺癌、膀胱癌死亡率呈明显上升趋势，究其原因却正如第三次全国居民死亡原因调查中指出的"与环境、生活方式有关"。环境，特别是大气的污染，促成肺癌的增多已是不争的事实，其他癌症的增多与环境，如食物的污染等或许也有点关系，但连同肺癌在内，更重要的是与不良的生活方式有关，肺癌与吸烟有关，亦是不争的事实；肝癌与乙肝、丙肝病毒感染有关，饮酒促发肝癌；高脂肪饮食是结直肠癌的重要发病因素；高盐的摄入与胃癌、食管癌有关，亦皆早有定论。乳腺癌自与病人内分泌的变化有关，但高脂肪饮食亦是肯定的发病因素之一，膀胱癌患者中吸烟者为不吸烟者的4倍，吸烟岂能脱得了干系？

肺癌、肝癌、胃癌、食管癌和结直肠癌居我国癌症死亡的前五位，这些癌症自然较一些发达国家以乳腺癌、前列腺癌、皮肤癌、甲状腺癌等为多数的癌症难治和死亡率高。要降低我国总体癌症的死亡率，固然要努力争取早期诊断、提高疗效。但是建立健康的生活方式，加强对这些与生活方式关系密切的癌症的预防，减少这些癌症的发生尤为重要。

我国政府签署联合国控烟框架条约已经有了些年月,但控烟一事在我国似乎成效不大,立法迟缓固是原因之一,但对吸烟之害的宣传不够也是重要原因,不然何以我国民众教育程度的提高并未带来吸烟率的下降?控酒一事在我国一些民众中更是缺乏认识,普遍流传的"少量饮酒有益健康"的说法给嗜酒以口实,在某些宣传中甚至还有喝什么酒有益健康的暗示。我国民众在饮食问题上口味过重,追求高脂、高盐的好口感,欲改变此饮食习惯自非易事,政府既不能立法限油,亦不能下令控盐,饮食之健康全在民众自己掌控。因此,须下大功夫宣传科学的健康理念,促成健康的生活方式。

建立健康的生活行为既为了防癌,同时也是为了预防心脑血管病、糖尿病、慢性呼吸道疾病等如今严重危害我国民众健康的常见病、多发病。

保持健康的生活方式应该是现代人应该有的素质。

知否"生活方式癌"

　　癌症如今占我国居民死因之第二位，仅次于心脑血管病。统计学家并称，若将心脏与脑的血管疾病，即心肌梗死与脑中风等分开统计，则癌症占国人死因之首位。据中国新闻网 2013 年 4 月援引国家癌症中心的报告，我国每年新发癌症 280 万例，实在是不容小觑之事。

　　癌症可以治疗，手术、放疗、化疗等等都确有疗效。一些病人甚至有可能被治愈，而且，由于科技的进步，这种有可能被治愈的癌症病人还日益增多。但是，毋庸讳言，癌症如今能被治愈者终属少数，多数病人尚难有此望，除少数几种如前列腺癌、甲状腺癌等外，能"与癌共存"的也不多。因此对于癌症，关键仍在于预防，能不生癌自是上上大吉之事。

　　欲预防一种疾病，必先明了其病因，而后采取措施，使该病因无法作用于人体。如注意饮食、饮水之卫生，则霍乱弧菌便无法进入人体引起霍乱病；接种牛痘使人体产生了对天花病毒的免疫力，天花病毒便不能在人体内生存，于是人便可不生天花。对于此类传染病之预防，现代医学居功至伟，如今霍乱在许多国家已难觅踪影，天花则已被彻底消灭。

遗憾的是癌症的问题却远非天花、霍乱可比。一是癌症的发生有病人内在的因素作用，二是其已知的相关发病因素在人们日常生活之中几乎无处不在。

先谈癌症的发生的内在因素。现代分子生物学研究证明癌症是所谓"多基因遗传易感性疾病"，基因为细胞内的遗传物质，癌症的发生涉及多个基因，但除个别肿瘤外，绝大多数的癌症并非如一般所理解的"遗传性疾病"：遗传的并非癌症的本身，只是遗传了对某些致癌物质的"易感"性，即更易于受到影响罢了。因此，欲预防癌症，不外两法：一是改变其遗传基因，使之对某些致癌物质不再"易感"，二是努力避开此类致癌物质。前者固属治本之良策，惜乎如今并无此法，今后亦未必尽能做到，后者，即避开致癌物质，则是唯一可取之法了。

致癌物质何在？不意许多致癌物质竟在人们的日常生活之中。故肿瘤学家甚至提出"生活方式癌"一词，其意为癌症与许多生活行为相关，亦是一种"生活方式病"。

大量的研究资料显示：高脂肪饮食摄入过多与大肠癌、乳腺癌的发生关系密切，与前列腺癌、子宫内膜癌、胰腺癌也有密切的关系；长期高盐饮食、大量腌制品的摄入则与食管癌、胃癌的发生有密切关系；而长期缺少新鲜蔬菜与水果的摄入则与多种消化道癌的发生有关；霉花生、霉玉米中所含的黄曲霉毒素能引起肝癌，已经在动物实验中证实。

吸烟是最重要的致癌因素，烟雾中的致癌物质已经证实的便有 69 种之多，吸烟的人与不吸烟的人相比，发生肺癌的危险高 8～12 倍、喉癌的危险高 8 倍、食管癌高 6 倍、膀胱癌高 4 倍、肝癌也高 2 倍；嗜酒与肝癌、胰腺癌的发生有关；喜欢嚼槟榔的人容易发生口腔癌等等。

一些个人的生活行为也与癌症的发生相关，如多坐少动者容易生大肠癌；早婚、多产、有多个性伴侣的人容易生宫颈癌；未生育与分娩后不哺乳的女性，患乳腺癌的机会多；情绪也与癌症的发生有关，终日郁郁不乐的人、过分压抑自己情感的人，患癌的机会也多。

这些研究都证明癌症的发生与不良的生活行为相关。所以"生活方式癌"的提法，并非耸人听闻，实在是要引起广大民众对自己生活行为的关注，努力改变不良的生活行为，提倡健康的生活方式。

须知低脂、低盐的食物不仅有益于预防动脉粥样硬化、高血压，而且也是防癌的重要措施；戒烟是预防慢性呼吸道疾病的根本，对防癌来说更是绝对重要；少饮酒不但有益于保护肝脏，也有益于防癌；提倡体育活动有防癌的作用；提倡晚婚、道德的性行为也有助于防癌；独身主义、"丁克"家庭不宜提倡，母乳喂养不仅有益于婴儿，也有益于母亲的防癌；有个好心情也有利于防癌等等。

总之，癌症是可以预防的，良好的生活行为有益健康，也是防癌的良策。

喜闻上海癌情有转机

　　每年的 2 月 4 日是"世界癌症日"。世界癌症日的设立显示了世人对战胜癌症的期盼。人们久已知悉在一些发达国家癌症的发病率与死亡率有所下降的资讯，当然为他们高兴，也盼望着我国自己的癌情好转。

　　在最近的第 16 个"世界癌症日"，从上海市疾病预防控制中心传出的信息显示，如今上海每年新发癌症 5.9 万，相当于每年每 1 000 个上海人中就有 4 个人生癌，或者说每天有 162 位上海人生了癌。癌症是仅次于心脑血管病而成为我国人口死因第二位的疾病，在上海每年有 3.6 万人因癌症死亡，占了各种死因的 32％，实在也是令人震惊之事。

　　在各种新发癌症之中以肺癌最多，占了 17％，肠癌其次为 13％。若单以男性的癌计，肺癌在新发癌症中的比例则更高达 22％。这肺癌不仅发病率高居榜首，死亡率甚至无分男女，皆占各种癌症死亡之首，肺癌占了所有癌症死亡的 24％，几占 1/4。

有些癌症与人体内环境的变化，如乳腺癌、前列腺癌等与人体内性激素的失衡关系更大些，预防也就更困难些。但肺癌、肠癌之突显，则提示人们更应该关注的是不良的生活行为与癌症的关系。吸烟是肺癌的主要发病因素，高脂肪饮食与肠癌高发有关，皆已是不争的事实。健康的生活方式如注重饮食的科学性、控烟限酒、提倡运动都能有助于防癌。上海的肺癌、肠癌的高发，更提醒市民要切实关注自身生活行为的健康。

上海市疾病预防控制中心的信息还显示，癌症发病的平均年龄从 10 年前的 64.17 岁，增长到如今的 65.01 岁。固然有年轻人生癌的例子，但总体上说癌症好发于老人。随着人口结构的老龄化，癌症的发病率也因此而增加。老年人的免疫力差，重要器官的功能减退，也是癌症治疗效果差、死亡率高的重要原因。也就是说，因为老年人多了，所以癌症发病率高了，死亡率也高了。

上海市疾病预防控制中心的研究人员根据上海市多年积累的相关资料，剔除人口老龄化对癌症发病率、死亡率的影响，计算了上海市癌症的标化（即与一个设定的、不变的标准人口构成相比的）发病率与死亡率，表明上海癌症的发病率近 10 年来只上升了 6.7%，而死亡率下降了 12.3%。可以说上海癌症的发病率上升趋缓，而死亡率下降明显。在我国一片肃杀的癌情中，这个报告却露出了一线曙光，是很值得人们欣慰的。

诸君别以为这只是统计方法上的不同，上海市疾病预防控制中心还根据上海市 24 万多例癌症病例的资料，统计出上海癌症病人的五年生存率（即诊断治疗后 5 年存活的概率）达 54.3%，比 10 年前增加了 25.8 个百分点，与发达国家的差距正在明显缩小。如今上海全市有将近 30 万的癌症病人生存着，他们当中许多人患癌症经治已经 5 年、10 年、20 年，大都像正常人一样的生活、工作着，其实他们早就是正常人了。而且这个曾患过癌症已经康复的群体还在逐步扩大着，这也已经是不争的事实了。

上海癌症的发病率的上升趋缓，死亡率的下降与生存率的提高，说明肿瘤是可防、可治的，但是也必须看到肿瘤的防治任重道远。上海癌症的发病率还只是"上升趋缓"，还在上升，10 年又上升了 6.7%，而且上升明显的癌症是与人们生活行为密切相关的肺癌、肠癌，上海的民众岂能不关注、建立健康的生活行为？上海癌症的总体死亡率的下降、生存率的提高，还应该考虑到与医学诊断技术的进步，使一些疗效相对较好的如乳腺癌、甲状腺癌、前列腺癌等获得早期诊断，而取得较好的疗效有关。上海癌症病人的 5 年生存率的提高，与发达国家的差距正在明显缩小也是事实，在我国癌症的总体 5 年生存率仅约 30% 左右，上海达 54.3%，自与上海的科技发展、医师的尽力有关。但这54.3% 也还差美国 11 个百分点，医疗科技界同仁能不继续努力？

不管怎么说，从上海传出的癌情资讯是令人欣慰的，也是催人奋进的。

胃癌防治仍是任重道远

这些年来，我国的肺癌、肠癌、乳腺癌发病率猛增，肺癌甚至已经跃升为我国发病率、死亡率皆居第一位的癌症，十分引人注目。原居我国癌症发病率之首的胃癌，在公众视野下似乎已经少了些关注。我国胃癌的发病率在全部肿瘤中现居第二位，死亡率则居第三位（次于肺癌与肝癌），显然，仍是一个不容忽视的疾病。

据国际癌症统计机构报道：2012 年全球新发胃癌 95.1 万例，死亡 72.3 万例。中国胃癌的发病数、死亡数分别为 42.4 万例与 29.8 万例，皆占全球的 40％以上。我国是胃癌高发国家，胃癌仍应是我国癌症防治工作的重点，此事实应引起我国各界的充分重视。

我国胃癌的发病情况是：男性高于女性、农村高于城市、40 岁后高于 40 岁前。这些年来胃癌发病率变动的趋势是：农村地区男性胃癌的发病率仍有上升，而农村地区的女性及城市地区的男性、女性的发病率则皆大致持平。由于胃癌的发病率有随年龄增长而增高的趋势，故这一"上升"与"持平"的现象还需考虑到人口老龄化的影响，即因老年人占人口总数中的比例增加，而使这一人群中胃癌发病率增加或不降。若剔除这一因素，则可看到无论城乡、男女，我国胃癌的发病率是有所下降的。同样，在剔除人口年龄增长的因素后，无论城乡、男女，我国胃癌的死亡率也是有所下降的。这一点自是人们所乐于见到的。

据肿瘤学专家解释，近年在世界范围内一些国家的胃癌发病率有不同程度的下降，认为是与幽门螺杆菌感染率下降、高盐饮食减少以及新鲜蔬菜水果摄入增加有关。而死亡率的下降则是与诊断（包括筛查）、治疗的技术进步有关。

尽管如此，我们仍应看到我国胃癌的发病率、死亡率都仍居世界前列，而且还应看到我国胃癌病人的 5 年生存率与一些发达国家相比尚有较大的差距，如我国 2003 年至 2005 年胃癌病人 5 年生存率为 27.4％，而一些发达国家则可达 54.0％至 57.9％，这主要是与我国的胃癌病例发现较晚有关。

我国胃癌的防治工作任重道远，目前所见到的剔除人口年龄增长因素后发病率与死亡率的下降，可能更多的是得益于生活条件的改善与医疗技术的进步。欲进一步降低胃癌的发病率和死亡率（至少是提高治后的 5 年生存率）还需做许多深入细致的工作。

国际癌症研究机构已将幽门螺杆菌列为 1 类致癌物质，胃癌，除贲门部位的以外，89％与幽门螺杆菌的慢性感染有关。因此世界卫生组织 2014 年 11 月曾发布《胃癌预防的策略之一：根除幽门螺杆菌》的报告。而在我国幽门螺杆菌在全人口中的感染率高达 56％，欲清除高达数亿人口的幽门螺杆菌的感染，自有许多的医学的、经济学的、社会学的问题需要研究。但改善饮食卫生、改变多人一起共餐的饮食习惯、加强口腔卫生等以减少新发感染的举措却是应该重视的。又如有研究认为清除青少年幽门螺杆菌的感染对防癌的收效最大，那么对这一人群是否应优先考虑此种预防性治疗等等，皆应由有关部门认真加以研究才好。

胃镜检查作为胃癌诊断的"金标准"，如今在我国亦已成为共识，绝大多数县级医院亦多已能开展这一检查。目前应该努力的是提高检查医师对早期胃癌的识别能力以及提高民众对胃镜检查的接受度。在胃癌高发地区的胃癌筛查，即在无症状的人群中进行的以发现早期胃癌为目的的检查应该推行，而且国外一些国家的经验是以直接采用胃镜筛查效果最好。相信随着科学知识的普及，我国民众对胃镜检查的接受程度亦会逐步提高，在胃癌的高发地区直接进行胃镜检查以筛查胃癌是有可能的。在慢性萎缩性胃炎、胃溃疡、术后残胃等"胃癌高危对象"的随访中定期采用胃镜检查，亦是有可能的。如果能做到这些，我国胃癌的早期发现率必将进一步提高，疗效亦必将提高，胃癌的死亡率亦必将进一步下降。

　　我国是胃癌高发的国度，尽管得益于经济发展、科技的进步，我国胃癌的发病率与死亡率开始有了一些下降的趋势，但是我国胃癌的防治任务仍是任重道远。此事关乎民众的生命健康，其实也不同程度地关系着我们自己或家人，所以我们每一个人都有责任充分关注、积极参与胃癌的预防、早发现等工作。

肥胖与防癌

若是出个题目考一考各位："瘦的人容易生癌，还是胖的人容易生癌?"，相信很多人会说"瘦的人容易生癌"！因为在人们的心目中应是消瘦与癌症相关，许多癌症病人，尤其是食管癌、胃癌等消化道癌症的病人，由于癌细胞产生的毒素、消化道梗阻等原因，常使病人食欲全无或是根本无法进食，于是病人骨瘦如柴，奄奄一息。但这是某些癌症晚期的表现，消瘦是结果而非原因，即并非因为瘦而生癌。而且这个问题中之所谓"瘦"，是体形上的瘦，而非疾病或营养不良所致的"消瘦"。疾病或营养不良而引起的消瘦或许会伴随免疫力的下降，理论上或有利于癌症的发生。当然，对于此种免疫力下降的病人来说，对健康威胁更大的是感染性疾病而非癌症。

究竟胖容易生癌，还是瘦容易生癌? 答案是：肥胖的人生某些癌症的机会多些。

随着经济的发展，我国民众物质生活日益富足，食物丰富而体力活动明显减少，特别是过多脂肪性食物的摄入，致使食物转化成的能量大大超过身体活动的需要，这些多余的能量便以脂肪的形式在体内贮藏起来，于是形成肥胖。人稍胖一点似乎也没有什么不好，但是如果胖到影响活动，一走路就心慌、气喘，那就是肥胖症了。真正胖到走路就心慌、气喘的或许也不多，但肥胖的人体内的脂肪过多，这脂肪，尤其是腹部的脂肪，不仅是限制了人的活动能力，还能产生许多影响身体新陈代谢的物质，如近年研究较多的"抵抗素"便是其中之一。"抵抗素"抵抗什么？抵抗胰岛素！胰岛素是人体内糖类物质新陈代谢必需之物，一旦缺乏，糖类物质不能正常新陈代谢，血糖便增高，于是便生了糖尿病。或是这胰岛素虽然不少，但被"抵抗"了，效率因而下降，也会引发糖尿病。而且高血压、动脉粥样硬化亦会接踵而至，是为"代谢综合征"。"综合征"者，是一组相关疾病之意。这"代谢综合征"便是如今对我国民众健康构成最大威胁的一组疾病，而肥胖往往是这组疾病的序幕。

代谢综合征严重的结果是冠状动脉粥样硬化性心脏病、心肌梗死、脑卒中等心脑血管病，是如今我国居民头号致命之病。虽不能把账都算到肥胖头上，但肥胖确也脱不了干系。

近年人们还注意到肥胖与一些癌症也有关系，比较典型的是结肠癌、乳腺癌、胰腺癌、前列腺癌、胆囊癌、卵巢癌、子宫内膜癌等。美国的一项大规模调查表明，体重超出平均体重40％

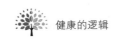

的男性，其患癌症死亡的危险比正常体重的人增加 33％，在女性则增加 55％。

肥胖与这些癌症的关系有无解释呢？有的。

一是两者同是高脂肪膳食的结果，高脂肪的摄入引发了肥胖，也刺激胆汁大量分泌，使肠道内的胆汁酸明显增加，在肠道细菌的作用下进一步分解为二级胆酸，其中一些有致癌、促癌作用，可能是使结肠癌、胆囊癌、胰腺癌等发病率升高的原因。

二是脂肪组织能将女性体内的雄甾二烯酮转化为雌酮，肥胖的妇女处在较多雌激素的内环境下，可能是使乳腺癌、卵巢癌、子宫内膜癌等增多的原因。

前一种情况是表明某些癌与肥胖是同一原因的两个结果，而后一种情况所提到的癌则是肥胖的结果了。

其实还有第三种情况，即：肥胖者容易因发生"胰岛素抵抗"而生糖尿病，而糖尿病患者体内的"促胰岛素生成因子"增多。"促胰岛素生成因子"顾名思义，本是为了促进胰岛素的生成，以弥补胰岛素的不足或低效，不过事实上却"促"不出多少胰岛素来，反而成事不足败事有余，因此物有促进细胞增生的作用，若是作用过度，则患胰腺癌、肠癌、胆囊癌，甚至肝癌的机会便会增加。

肥胖者患某些癌症的机会多些，但也不是瘦的人便不生癌。在医学文献中曾有提到：肺癌患者中似乎瘦的人还更多些，估计是与肺癌病人中吸烟及患有慢性肺部疾病者多有关，因此类人员身体长期处于缺氧状态之下，食物消化、营养吸收多受其害，故身体多瘦弱之故。

那么如此说来，从防癌的角度看，要不要减肥呢？看来正确的理解应该是：建立健康的生活方式，如控制过量的饮食、减少脂肪的摄入、增加体力活动、养成运动的习惯来保持健康的体重。这样可以促进身体的健康，亦有利于防癌。

因为"防癌"原不是孤立于健康之外的事。

癌症的早期发现：困惑与出路

癌症是一个严重的全球性公共卫生问题。2012 年全球新发癌症（恶性肿瘤）病例 1 400 万、死亡 820 万。据估计，到 2025 年这个数字将达 2 000 万与 1 200 万。2012 年我国新发癌症 350 万例、死亡 250 万例，相当于每 10 秒钟新发癌症 1 例、每 14 秒钟死亡 1 例。

癌症可以治疗，治疗的效果也在不断提高，少部分病例甚至可以治愈，但总体上说，治疗效果不佳。癌症也可以预防，要避免内外环境因素引发人体内的基因突变，实在也难完全尽如人意。

既然治疗困难，预防亦属不易，有无其他解决途径？人们注意到：未能获得早期诊断乃是癌症治疗效果不佳的关键。而难于早期诊断是因为"癌症早期并无症状，病人不会主动就医，一旦出现症状又已多非早期"。这一难题曾长期困扰着医学界。

人们终于想到：筛查，在"正常"人中发现疑似患癌症的人，这些人本无症状，他们的癌症应该是早期的。但是，一方面筛查能不能早期发现癌症？早发现后能不能及时获得确诊和治疗？早期治疗是否的确能使病人获得较好的预后？另一方面，即使都能做到，筛查的花费和获益如何进行评价？

癌症筛查不同于临床医疗，它是面对无病人群的，是一种群体性的社会工作。因此癌症筛查除了需要严格的生物学评价外，还需要社会学的、伦理学的、卫生经济学的评价。

其实，并非每种癌症都适合进行筛查，适合进行筛查的肿瘤应该符合下列条件：首先，应是高发的肿瘤，很少发生的肿瘤，自不必在广大的人群中去大海捞针；其次，是预后严重的，即死亡率高的肿瘤，有些肿瘤即使发病后治疗效果也较好，如皮肤癌之类似乎就不必去筛查了；其三，筛查发现早期肿瘤并不是目的，应能将该肿瘤治愈方是应作筛查的理由，即若能早期发现，有可能治愈的肿瘤方适合筛查。

尽管常有"滴血验癌"、"查尿验癌"甚至"电脑查癌"之说在网上闹得沸沸扬扬，但其实至今并无一种可查各种肿瘤的方法。因此即使有些肿瘤符合了上述条件，还需要有适合用于筛查的方法，这种方法首先需要价格低廉、操作简便，因为是要用在成千上万民众中的，而且需要受检查之人能够接受。不但如此，这种方法还应有较高的"敏感性"，即凡是这种肿瘤皆能检出，极少漏判。而且查出"阳性"者应皆确是该种肿瘤，即绝少误

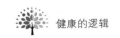

判。既不能漏，又不能误，要求确属苛刻。

所以符合这些条件的肿瘤是不多的。美国癌症协会推荐筛查的肿瘤为：乳腺癌、宫颈癌、大肠癌、前列腺癌；日本做了很多的胃癌筛查的工作；我国在食管癌、肝癌、鼻咽癌的筛查方面曾经积累了不少的经验。

即使如此，对于肿瘤筛查的争议仍是不断。较受肯定的只有乳腺癌与宫颈癌的筛查工作。

争议主要来自对"耗费与收益"的考量，及对几乎难以绝对避免的"假阳性"的宽容。前者涉及经济与伦理的问题：耗费了大量的人力、物力在广大的人群中去筛查，查出、确诊并治愈了的癌症病人终是少数，将人力、物力折算成财力，这个收益合算吗？但治愈的是人，生命无价，这个账又涉及伦理问题，能算得清吗？后者是一个认识问题：筛查只是发现可疑问题，对疑似者尚需进行确诊，即"阳性"并不等于即是癌症。这需要让民众充分理解，当然并非易事。

好事多磨。癌症筛查的难度，许多是来自它的"群体性"，能否"化整为零"避开这个坎？

其实人们患某种癌症的机会并不均等，如吸烟者易患肺癌、慢性乙肝丙肝患者易患肝癌、母亲或姐妹患乳腺癌者易患乳腺癌等等。这些人可称为某种癌症的"高危对象"，所以癌症筛查的出路，似乎应该作这样的考虑：在癌症高危对象因非癌症原因就医时，医师应建议其进行相关的防癌检查。而癌症高危对象应对自身可能易患某种癌症有相当的关切，自觉定期进行防癌检查。

最近我国政府公布了《中国防治慢性病中长期规划（2017—2025）》，文件中提出要将重点癌症的"早（期）诊（断）率"提高到55%～60%，除了在高发现场的高危人群中进行癌症的筛查外，还应推行"机会性筛查"。

这种"机会性筛查"，又称"机遇性筛查"，即指上述针对特定癌症高危对象的防癌检查。

"机会性筛查"化整为零，在一定程度上化解了"筛查"带来的经济学上的、社会学上的困境，而利于癌症的早期发现、早诊、早治是值得提倡的。

在此次颁布的规划中甚至还提到对脑卒中、冠心病的"机会性筛查"，确实许多病都是以早发现、早诊早治为好，其理是相通的。

癌症筛查，即使如某些发达国家投入巨资的大型项目，其实也不可能包括全体民众、持续永久。所以对癌症的早期发现来说，充分实施这种机遇性检查与自主性检查方能"常态化"，也才有真正的价值。当然，这需要经济的发展，使人们不太介意这一定的花费；还需要科学知识的普及，人们能用科学的行为来对待自身的健康问题。

此等小结节或可静观其变

如今科技进步，医学诊断发展，许多疾病甚至尚在萌芽阶段即可查出。有病自然是早治早好，所以近年来体格检查一事，亦逐渐为民众接受，防患于未然自是好事。

在诸种疾病之中，癌症一事最令人关注，因其不但发病率高，而且严重危害人们的生命健康。癌症问题的解决之道在于预防，最好不生癌。但癌症的发生，不但在一定的程度上与病人自身基因方面的因素有关，即使诱发癌症的"病因"，至今亦尚未彻底查明，而且有些诱发因素还与人体本身的生理变化相关，比如衰老、激素失衡等等，也有些外因如环境污染等亦非个人所能左右，因此绝对地预防癌症的发生，尚属不易。不得已而求其次，癌症若能被早期发现、早诊、早治亦多能取得良好的疗效，甚至部分病例亦可被治愈。故而早期发现、早诊、早治亦被称为癌症的"二级预防"。许多年来，宫颈癌、乳腺癌等癌症的早发现、早诊早治成绩斐然，相当一部分患者因而治愈，此事在国际上已有共识。我国在食管癌与肝癌的早发现、早诊早治方面亦有出色的研究，证明早发现、早诊早治确可取得良好的效果。

问题是癌症在早期大多没有症状，病人不会主动就医，故"早发现"需得医者主动去找病人，即采用某种方法到一般的人群中去"发现"貌似正常、事实上已患癌症的病人，名曰"筛查"。

如今我国肺癌高发，甚至已占各种肿瘤发病率之首。肺癌晚期难治，当然也应该寻求早发现之法，以图万一发生，亦可收早诊、早治的效果。许多年来，曾研究过验痰、X线透视诸法，以图早期发现肺癌，惜乎等到痰里发现癌细胞，或是X线透视发现肺部有肿块，大多已非早期，治疗效果自然也差。如何做到肺癌的早期发现，曾令肿瘤学界颇为纠结。自从CT应用于临床诊疗，对肺部疾病的诊断大有裨益，于是便有将其用于肺癌早期发现之议。但"筛查"不同于临床医疗，因后者是针对患病者个体的，而前者是对"无病"公众的，因此要考虑花费的问题（因为使用的人多了）、CT所用X射线对健康影响问题（因这些人原本可不做此检查）以及查出可疑情况的公众心理承受问题等等，对此，肿瘤学界、放射学界、卫生经济学界等多有讨论，目前无一致意见。

近年随着CT技术的发展，"低剂量螺旋CT"也可以清晰地发现肺部的微小病变，一般CT检查所使用的X线，其剂量对人体来说已属安全范围，而"低剂量螺旋CT"所用的X线剂量只约是其1/6，因此安全性已无问题；而在经济较为发展的地区，一次"低剂量螺旋CT"检查的花费，似乎也可以承受。于是一些城市的大型医院在民众的体格检查中推出了以"低剂量螺旋CT"筛查肺癌的检查项目，并且已有报告说经此检查查出若干肺癌，多数属于早期，亦已获手术切除，恢复健康云云。应该说，这也是科技进步给人类带来的福音。

不过这"低剂量螺旋CT"检查过于精密，肺部各种异常，不论巨细，一览无余。影像学诊断，即超声波检查、X线摄片、CT、磁共振等检查，判断疾病的依据主要是依这些"异常"的形状、当中的密度、周围的边界、血液在其中流动的情况等作出初步的判断，供诊病的医生参考。比如有人发热、咳嗽，胸部X线摄片发现有片状模糊阴影的，诊病的医生便可断定他为肺炎。若有人咳嗽、痰中带血，CT检查发现肺部病灶边缘呈菜花状或有毛刺的，则多可诊为肺癌等等。问题是如果发现的"异常"过小，甚至只几毫米大小，则其影像学诊断所依赖的特征便不可能表现得清清楚楚，放射科医师无法做出判断，只好报告：发现"肺部小结节"。

"肺部小结节"的报告也让在诊室里接诊的医生为难，医生诊病原本要靠病人的症状、体征，结合检查结果做出诊断的，而此类因筛查发现"小结节"的来诊者，既不咳嗽也不发热，用听诊器听他的肺，哪里听得到这个"小结节"？于是医生无可奉告。来诊的人必定追问："是不是肺癌？"医生也确乎不能断言不是，因为很早期的肺癌也可能就是这样。当然也有进一步检查的办法，一是做穿刺，拿针刺进去取点组织出来做病理切片，不过这些结节太小，十有八九穿它不到；做派特 CT（PET-CT）有助于判定病变的良、恶性，但要注射放射性核素，太小的病变也不一定有把握判定；索性做手术切除！只怕绝大多数为良性病变，本可不必手术。

所以在体格检查或筛查中"低剂量螺旋 CT"检查发现的"肺部小结节"，若无内部不均、边缘呈菜花状或有毛刺等肺癌特征者，多数应该定期复查，在医学上称为"随访"。

随访实在的意义是：静观其变。因为若是肺癌，断无不长之理。密切观察之下，如若是癌，一旦露出马脚，再行切除也不迟。如若一两年不变，则肺癌的可能性便基本上可以排除了。

静观其变有两个要点：一是要"观"，当然表面是看不出来的，只好每三四个月或半年复查一次"低剂量螺旋 CT"，究竟是几个月一次？则依具体情况决定。如吸烟者、糖尿病者、年长者、有肺部疾病史者、有肺癌家族史者宜查得勤些，反之可以疏些。二是要"静"，此类肺部结节绝大多数为良性情况，大可不必紧张，不必到处求医问药，定期复查即可。

类似的情况还有体格检查中用超声波查出的甲状腺结节，绝

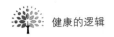

大多数也属良性，若超声波检查未发现甲状腺癌特征的"结节"，也只需定期复查、静观其变即可。

　　静观其变不是消极对待，而是理性的处理。

防癌十计

在人们的印象中，癌症如今似乎是越来越多了。不仅是印象，《2015 中国肿瘤登记年报》显示：2011 年我国新发癌症病例约337 万例，比 2010 年又增加了 28 万例，相当于每分钟就有6 个人得了癌症，癌症确实是在增多。当然，专家们也有解释：这与人口的老龄化有关，因为癌症多见于老人，老年人多了，癌症当然也会多起来。这话也不错，那么老年人为什么容易生癌的呢？这就要从癌症的病因说起了。现代医学研究认为，"癌症是在人体内外不良因素作用下，细胞基因突变引发的疾病"。基因是细胞新陈代谢、新旧更替中维持其正常状态的必备条件，在不良因素作用下，基因发生了变化，不再能维持细胞的正常更迭，新生的细胞不再正常。若是此时人体的免疫力强劲，这少数异常的细胞便被清除。但若是人体的免疫力不足以清除，则这些异常的细胞便会兴风作浪，终于癌症形成。

所以，癌症之形成，一是有不良因素使得人体内的基因突变，二是人体免疫力的减弱，不足以清除异常的细胞。与癌症发病相关的不良因素对人体的危害是逐年积累的，而人体的免疫力在人到中年之后是随着年龄的增加而递减的。这一加一减，确好说明了老年人癌症高发的原因，因此，欲防癌亦必须从这两方面入手。

与癌症发生相关的许多不良因素其实就在我们身边、在我们的生活行为之中。保持人体免疫力的方法也在人们身边、在人们的生活行为之中。如何"趋利避害"，以下十条或许谈不上是绝对可以保证不生癌的锦囊妙计，但是，肯定是有益的。

1. 营养要均衡

注意食物多样化，以植物性食物为主，植物性食物应占每餐的 2/3 以上，其中应含有新鲜的蔬菜、水果、豆类和粗加工的粮食等。每天吃红肉（即牛、羊、猪肉）不超过 90 克，最好是吃鱼和家禽以替代红肉。同时要限制高脂饮食，特别是动物性脂肪的摄入。

2. 烹饪之法要讲究

油煎、油炸、直接在火上烤，都是不利于健康的烹饪方法。蛋白质在油煎、油炸、烤焦后就会产生一种叫苯并芘的化学物质，这是一个肯定的致癌物质。近年来发现许多油炸食品中多含有致癌物丙烯酰胺，其中以薯类油炸后含量最高，建议尽量少吃，当然不吃更好。烹调用油应加控制，盐的用量应该减少，吃得淡些亦有益健康。

3. 多吃新鲜蔬菜和水果

每人每天应吃 500～700 克新鲜的蔬菜与水果，其中蔬菜300～400 克、水果 200～300 克。绿叶蔬菜以深色的为好，胡萝卜、番茄、土豆和柑橘类水果皆有防癌的作用。每天最好吃多种果蔬，并经常更换，以求营养的齐全。蔬菜并不能完全代替水果，切勿将水果视为"零食"，以为可有可无。

4. 戒烟限酒

戒烟，是一个老生常谈的话题。但若不谈戒烟，其他的防癌措施几乎都将归于空话。吸烟不但与肺癌直接相关，即使是其他的癌症，吸烟的人罹患的风险也增加 30％以上。饮酒与口腔癌、喉癌、食管癌、肝癌、胰腺癌等皆有明确的关系。以往多以为酒精是"促癌"因素，如今已经明确酒精也是"致癌"物质。

5. 控制体重

人人都有可能患癌，但是肥胖人群，尤其是一些大腹便便的"腹型肥胖"的人患癌的风险更高，这在乳腺癌、胆囊癌、大肠

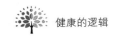

癌、胰腺癌、前列腺癌、子宫内膜癌等的研究中皆已证实。所以
保持健康的体重亦是防癌要点之一，而欲保持健康的体重则需
"管住嘴、迈开腿"，亦即控制饮食、多加运动之意。

6. 适当运动

"生命在于运动"是尽人皆知的名言。当然运动亦需达到一
定的量，并需持之以恒才能有益健康、有益于防癌。近年还发现
久坐少动亦会增加癌症的发病率，尤以肠癌、膀胱癌、前列腺癌
等为著，而且即使经常锻炼也难以抵消久坐带来的致癌风险。所
以对于需久坐工作的人，应每 1 小时起身活动几分钟，改变久坐
的生活习惯有益于防癌。

7. 建立健康的生活理念

健康的生活理念有助于防癌。如道德的性行为、避免滥用性
激素等药物有助于预防某些性器官肿瘤。注意饮食卫生、避免幽
门螺杆菌感染，有利于预防胃癌等肿瘤，避免华支睾吸虫感染可
预防胆管细胞性肝癌。注射乙肝疫苗、人乳头状瘤病毒疫苗可预
防肝癌、宫颈癌等等。

8. 保持愉快的心情

癌症的发生与人体免疫功能的减退有一定的关系。而研究证

明，抑郁等不良的精神状态能削弱人体的免疫力。故保持愉快的心情，亦有利于防癌。

9. 积极治疗，定期复查某些与癌症有关的病

有些良性疾病及病理状态有演变为癌的可能，如患慢性萎缩性胃炎伴增生间变，家族性腺瘤型大肠息肉症，黏膜白斑症，慢性乙型或丙型肝炎，肝硬化的患者皆应积极治疗此类良性疾病，以减少癌变的机会，并应定期复查以期万一癌变时能及时发现、及早治疗。

10. 定期体检与防癌检查

人到中年本应每年进行健康体检，以防患于未然，包括防癌。有些人属于某些癌症的"高危对象"，如吸烟者之于肺癌、慢性肝炎肝硬化者之于肝癌、慢性萎缩性胃炎患者之于胃癌、家族性腺瘤型大肠息肉症者之于肠癌、一级亲属（母亲与姐妹）患乳腺癌者之于乳腺癌等等，更应每年两次主动做相应的防癌检查。

其实，防癌的举措大多并不是孤立的，做到这些并不仅有益于防癌，还有益于防病保健。人们都说"健康第一"，健康其实就来源于科学的生活行为。

懒惰的癌

提起癌症，常令人胆战心惊，因为癌症难治、后果严重，而且常常进展迅速，让人措手不及。难不难治是医生的事，但严重的后果是要病人承受的。后果严重的病不少，但若能进展缓慢，让医生徐徐图之，病人静心调养，等待科学进步，或许还有希望，至少病人在心理上还有些回旋的余地。癌症不但后果严重，多数进展迅速，加以一些文艺作品的渲染，于是人们"谈癌色变"。

随着科学技术的发展，癌症的治疗亦随之进步，治疗的效果改善，病人的生命得以延长。又由于诊断技术的进步，一些癌症能在早期被发现出来，确实有的癌症病人被治愈了。于是人们确信癌症不论早晚，必须不惜一切代价抓紧治疗。

告诉人们癌症并非不治之症，癌症可治，癌症早期发现或有可能治愈，无疑都是对的。晚近有人倡导"癌症是慢性病"的理念，据说联合国下属的世界卫生组织亦有此说法，至少我国卫生行政主管部门发布的有关慢性病防控的文件中明确无误地将癌症也列入了其中。不过"癌症是慢性病"的说法须有个正确的理解，例如急性白血病是一种血液系统的癌症，但它的病名就告诉了你它不是慢性病。绝大多数的癌症也不同于高血压、糖尿病那种可以从长计议、慢慢地治起来的慢性病。说癌症是慢性病的意义在于理解癌症在临床发作之前，往往有一个较长的逐步形成的过程，人们应该关注癌症的预防，防止它发作；癌症治疗后也有一个漫长的康复过程，人们应该努力防止它的复发。对于癌症的治疗，一般而言，确乎不能完全等同于高血压、糖尿病等慢性病的模式。

不过，也有例外。先是医学解剖中发现，许多并非因癌症而死亡的老年男性的尸体中发现不少，甚至有说70％存在着前列腺癌。他们并非因前列腺癌而死亡，许多人生前并不知患有前列腺癌。这就让人们想到：这前列腺癌也许是不必治疗的。加以癌症的治疗如手术、放疗、化疗对人体的创伤较大，而且费用亦高，很有一些人士甚至怀疑起医生们治癌的目的来了。类似的情况是甲状腺癌，有人对成人因各种其他疾病而由外科手术切下来的甲状腺，做仔细的病理切片研究，结果在其中发现了约1/3患有微小的甲状腺癌，这些癌结节甚至只1～2毫米直径，切片做得越细密，发现得越多。另一方面，许多甲状腺癌的病人手术切除后都能长期生存，或者说已经治愈。因此也令人想到，这些微

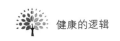

小的甲状腺癌也许并不需要把它查出来切掉的……但是，若还要举其他的例子，怕是难了。

癌症是一大类疾病。损害人类的健康是它们的共性，但它们之中也有的有一定的个性。某些前列腺癌、甲状腺癌在害人的行径方面确实表现出一定的惰性，似乎不那么张牙舞爪。不过对于这事也不能过于乐观，因为它们终究与癌症同是"一类"疾病，它们也是癌，也是可能致命的癌。不错，或许70％的老年男性死者存在着没有发作的前列腺癌，但不表示前列腺癌都不发作，因为发作的被另行统计了，这里统计的是"并非因癌症而死亡的老年男性"。确实甲状腺癌手术切除后大多痊愈，但若是属于未分化癌，不彻底治疗，那就很有些麻烦了。怎么能推测也许可以不管它呢？

人对世间万物的认识有一个过程。人们认识到癌症的危害经历了上百年的时间，如今看到了个别癌症的惰性，万不可以为"癌都是这样的懒虫"，而放松了对这类严重疾病应有的警惕。解决癌症问题的出路在于预防，也在于早发现、早治疗，争取最好的疗效。

话又说回来了，对于前列腺癌、甲状腺癌确也需要有点特殊政策：对于前列腺癌，若患者为高龄老人，且无明确症状，确实不必急于手术、放疗、化疗，以免对老人的健康造成影响，但需密切观察、定期检查，若无变化便罢，若有发展或可考虑采用些内分泌（抗雄性激素）的治疗，亦颇有效。即使对于相对而言尚较年轻者，若无明确症状，也可以密切观察、定期检查，若有发展再行治疗，即所谓"相机治疗"也未尝不可。对于甲状腺癌，一旦发现，仍应做手术切除，并做病理切片检查，若为甲状腺乳头状癌、滤泡状癌（这是两种惰性的甲状腺癌，几占甲状腺癌的90％），手术切除基本上即可治愈。若为少数的甲状腺髓样癌、未分化癌，则术后可能还需做放射治疗等辅助治疗，而非"一切"了事，当然若是高龄体弱者又作别论。

顺便需要提到的是，如今超声技术被广泛用于甲状腺检查，查出许多人都患有甲状腺结节，这些"结节"95％以上都是良性的，并不是癌，即使是那不到5％的可能是甲状腺癌，因为甲状腺癌中90％为"惰性癌"，因此对于这些甲状腺结节，一般皆可以从容处置，大可不必紧张。但由于这些"结节"确也有恶性的可能，所以定期检查至为必要，如若"苗头不对"，可做穿刺取样进行病理切片检查，确诊是癌，再手术不迟。

凡事都有共性，也有个性，癌症当中竟然也有个别的"惰性癌"，对这些癌的正确认识，可带来更合理的治疗，但不能推而广之，因为在癌症之中此类"懒惰分子"终是少数。

这些癌症可能好办些

癌症，如今是危害我国民众生命健康的严重疾病。癌症可以治疗，一些在早期发现的癌症，甚至有可能治愈。当然，若能预防癌症的发生，则更是上策。癌症确实可以预防，肿瘤学家指出：癌症的病因 80％在人们的生活行为之中，所以人们应该关注自身的生活行为、建立健康的生活方式，以预防癌症的发生。比如避免过多的高脂肪饮食可有助于预防结直肠癌、乳腺癌、子宫内膜癌，避免高盐饮食可有助于预防食管癌、胃癌，控烟可有助于预防肺癌、喉癌、膀胱癌，控酒可有助于预防肝癌、胰腺癌等等。

要预防疾病得先了解其病因，方能有的放矢。癌症的成因，如今的说法是：癌症是与某些遗传因素相关、受人体内外环境因素影响而形成的。这句话的前半句是癌症形成的"内因"，即癌症在人体内形成与这人的遗传基因相关，而且是与多个基因相关的，这些基因使人对后半句中的"人体内外环境因素"，当然是不良因素，更加"易感"，即更容易受到这些不良因素的影响而发生癌症。人体的遗传基因至少目前无法改变，所以防癌的着眼点便应该是在对不良的"人体内外环境因素"的控制。人体内外的环境因素有物理因素、化学因素及生物因素。与癌症发病相关的物理因素有射线、紫外线等，化学因素指许多致癌的化合物如苯丙芘、亚硝胺等，亦包括人体内的内分泌的失衡等，而生物因素则是指一些癌症的发病可能与某些细菌、病毒、寄生虫等病原微生物相关。

早在 20 世纪的 50 年代，我国病理学家即注意到华支睾吸虫感染与胆管细胞型肝癌的发病相关，幸而这种胆管细胞型肝癌只占肝癌很小的一部分。后来国外的科学家又注意到埃及血吸虫感染与膀胱癌相关，而我国的医学家则发现日本住血吸虫感染与直肠癌相关。20 世纪 60 年代，研究在一种叫"伯基特淋巴瘤"的肿瘤中分离到 EB 病毒（人疱疹病毒），并认为这种淋巴瘤的发病与 EB 病毒感染有关，后来又发现这病毒与鼻咽癌等肿瘤相关。后来又注意到人乳头状瘤病毒感染与宫颈癌，或许还与食管癌等有关。而越来越多的证据证明肝细胞癌（在原发性肝癌中占 95％以上的癌）与乙型、丙型肝炎病毒感染相关，而在我国更主要是与乙肝病毒感染相关。幽门螺杆菌感染则可能与胃癌相关，而与一种叫做"胃黏膜相关性淋巴瘤"的胃部恶性肿瘤关系几乎肯定等等。

这些与寄生虫、细菌、病毒等相关的肿瘤在各种肿瘤中约占1/6。与其他肿瘤相比，这些肿瘤在防治方面却有其相对方便、有效之处。如注意饮食卫生、不吃生的鱼虾，便可减少华支睾吸虫感染，从而可以预防此种胆管细胞型肝癌，治愈华支睾吸虫当然也可以减少此种肝癌的发生；用药物治疗血吸虫病亦可减少与此病相关的膀胱癌、直肠癌；用药物杀灭幽门螺杆菌，便有可能降低胃癌的发病率，甚至可使"胃黏膜相关性淋巴瘤"有一定程度的消退；而疫苗之用于预防 EB 病毒、人乳头状瘤病毒与乙肝病毒感染，便有可能预防相关的鼻咽癌、宫颈癌、肝癌。

所以有肿瘤学家估计此类与病原微生物相关的肿瘤也许是能最先"攻克"的肿瘤。在我国以原发性肝癌的例子最为明显。原发性肝癌是我国常见恶性肿瘤之一，其发病率居全部恶性肿瘤的第三位，而死亡率则占第二位，是一个严重危害我国民众生命健康的疾病。而且此病从全球的视野看来，我国最多，全世界每年新发肝癌病例 50 余万例，其中的半数以上在我国，实与过去我国乙型肝炎流行有关。我国的肝癌 95％ 与乙肝病毒感染相关。乙肝疫苗能有效地预防乙肝病毒感染，我国政府已将其列入儿童的计划免疫之中，并且为推动此项预防工作的实施，儿童乙肝疫苗的接种为全免费项目。近三十年来，乙肝疫苗的接种已使我国至少避免了 8 000 万乙肝病毒感染者。世界卫生组织规定：凡在一般民众中乙肝病毒携带率（在我国俗称"乙肝阳性"率）在

8％以上的地区为乙型肝炎的高度流行区，而低于 3％则为低流行区。乙肝疫苗的接种已使我国青少年的乙肝病毒携带率低于 1％，从全人口看，我国已从乙型肝炎高度流行的地区降为中等流行地区。相信只要持续不懈地推进乙肝疫苗的接种工作，再过 20 年，我国完全有可能成为乙肝低流行区。这乙肝疫苗虽是预防乙肝病毒感染的疫苗，但预防了乙肝病毒感染必将降低肝癌的发病率，所以事实上这乙肝疫苗也是预防与乙肝病毒相关肝癌的疫苗。如今已经有报道：在已经接种了乙肝疫苗的我国青少年中，肝癌的发病率明显下降。有理由相信，由于乙肝疫苗接种的持续推广，我国肝癌的发病率必将进一步下降。

肝癌如此，其他的与这些病原微生物相关的肿瘤亦何尝不是如此。

现代医学科技是人类文明的结晶，人类的福祉。人们应该充分理解和享用它。

第五篇

肝炎问题

胜券在握，还需努力

我国是乙（型）肝（炎）流行的大国。世界卫生组织以人口中乙肝表面抗原（HBsAg）阳性率大于 8％为划分"乙肝高流行区"的标准，而我国过去皆在 10％以上，是明确无误的乙肝高流行区。乙肝有慢性化的倾向，部分患者会进展为慢性肝炎、肝硬化、肝癌。即以肝癌论，我国每年肝癌的发病数占全球的半数以上，即可见一斑。

不过随着国家的重视、科技的发展，这一情况已经大有改观。我国自 20 世纪 80 年代开始使用乙肝疫苗，其后并将其纳入免费实施的国家计划免疫，近 30 年来取得了显著的成效：据 2016 年的统计，我国全部人口中乙肝表面抗原阳性率已降至 5.49％，5 岁以下儿童更已降至 0.32％，急性乙肝的发病率明显降低，自 1992 年以来慢性乙肝病毒感染人数至少减少了 4 000万例，肝硬化与肝癌死亡人数因而减少了 750 万例。由此推测，至 2030 年我国全人口乙肝表面抗原阳性率将有可能降至 3％，

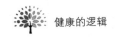

达到世界卫生组织乙肝"低流行区"的标准，我国将彻底摆脱"乙肝大国"的窘况。

中国在控制乙肝流行方面做出的成绩举世瞩目，为此世界卫生组织 2014 年 2 月曾向中国政府颁奖，表彰中国政府在控制儿童乙肝感染方面所取得的成就。从控制儿童乙肝感染入手是绝对正确的举措，因为随着这些儿童的成长，我国全人口的乙肝感染必定逐年下降，而且乙肝病毒感染的慢性化，甚至导致肝硬化、肝癌，亦主要是发生在婴幼儿时期的感染。

杜绝婴幼儿时期的乙肝病毒感染，还须在婴儿出生后乙肝疫苗的及时接种与全程接种（出生时立即接种，一个月、六个月时还需各接种一剂）方面努力确保不折不扣地做到。此外还需努力阻断母婴之间的"病毒传递"，即阻止在婴儿出生前后母体内的病毒进入胎儿、婴儿体内。我国自 2012 年起对乙肝病毒感染者所生婴儿出生后除注射乙肝疫苗外，同时注射乙肝免疫球蛋白，以使其获得主动、被动的双重免疫力，已使乙肝病毒的"母婴传递"率有明显下降，但这一问题尚未圆满解决，"母婴传递"率仍在 7.6% 至 9.3% 之间。估计每年仍有约 5 万名新生儿遭受乙肝病毒感染，并使乙肝疫苗的免疫作用归于失败。不过如今已经明确，乙肝病毒含量（可检查血中乙肝病毒 DNA 得知）较高的妇女如拟生育，至少在妊娠 28 周后必须开始进行抗病毒治疗，并已确认有数种抗病毒药物对妊娠及胎儿皆是安全的；在婴儿出生后再注射乙肝疫苗与乙肝免疫球蛋白，能基本避免乙肝病毒的母婴传递。

控制儿童乙肝病毒感染是防控乙肝流行的关键，在成人中亦有如医务人员、乙肝患者配偶、男同性恋者、注射毒品者等为乙肝病毒的易感者，亦应提倡注射乙肝疫苗预防感染乙肝病毒。

对已遭受乙肝病毒感染者应进行医学监护，定期检查，对适于进行抗病毒治疗的患者应积极进行抗病毒治疗，正确的抗病毒治疗是防止病情发展的关键，也是防止乙肝肝硬化、肝癌的必要措施。据估计我国现有2 800万慢性乙肝患者需要和适合进行抗病毒治疗，而已获抗病毒治疗者仅约12.5%。大量应进行抗病毒治疗而未治者，主要是因为经济问题、经治医生的经验问题以及患者对需较长期治疗的理解问题等等。看来国家需进一步设法降低药价、改善医疗保障，医生们需掌握医学新知并加强医学知识的普及。

随着乙肝抗病毒药物的发展和经验的积累，对慢性乙肝的治疗有了很大的进展。以往提到的治疗目标多是对病情的"长期控制"，2015年我国最新发布的《慢性乙型肝炎防治指南》已经提出"临床治愈"乙肝的概念。从"长期控制"到"临床治愈"是一种质的变化，对乙肝病毒感染者来说，当然是极大的喜讯。

乙肝可防可治，从防治技术的进展来看，人类对乙肝之战稳操胜券。我国是乙肝大国，但经济发展，科技进步，加以政府重

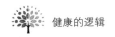

视，医界努力，一定能在不远的将来彻底战胜乙肝。此事每个民众亦都应该予以关注：无论自己或家人应注射疫苗者应该注射，应做抗病毒治疗者应该治疗，应预防母婴传递者应该预防等等。如此则利己、利家，亦利于国。

应关注丙型肝炎问题

肝炎，我国民众耳熟能详的一种传染性疾病。

随着经济发展，生活水平提高，环境卫生改善，经不洁食物、饮水等传染的甲型、戊型等类型肝炎的发病率下降，区域性的暴发流行已甚少见。而由于推行接种乙肝疫苗，我国以往十分流行的乙型肝炎的流行趋势已经得到明显的抑制，卫生行政部门的官方网站公告显示：我国将乙肝疫苗作为计划免疫推行已近30年，至少避免了8 000万人感染乙肝病毒。我国人群中乙肝表面抗原（HBsAg）携带率已降至5.49%，在曾接受乙肝疫苗接种的青少年中更已低于1%，我国已经摆脱被划为"乙肝高度流行区域"的窘境。丁型肝炎是一种依附于乙型肝炎病毒感染而感染的肝炎，自然也将随着乙型肝炎的减少而减少。在常见的甲乙丙丁戊五型肝炎之中，这丙型肝炎可能应该引起我们的重视了。

丙型肝炎病毒发现于25年前，较其他肝炎病毒为晚。其所引发的丙型肝炎在传播途径、慢性化倾向与引发肝硬化、肝癌方面与乙型肝炎相似或更剧。在曾是乙肝高度流行区的我国，相较于乙肝，不但民众对其认识不足，非专科医生对其防治亦少认识。

据世界卫生组织的报告，全球感染丙肝病毒者约 1.85 亿人，每年约 35 万人死于丙型肝炎病毒引发的肝硬化、肝癌。我国缺少对丙肝病毒感染的流行病学研究，但估计有 1 000 万至 3 000 万丙肝病毒感染者。2014 年我国新发丙型肝炎 20 余万例，较 2005 年增加了 3 倍，这其中固然有医界重视、检验技术进步的因素，但丙型肝炎在我国呈增长之势，应该是可以肯定的。

丙型肝炎与乙肝同为经血液传染的疾病。我国从 1993 年起对献血人员做丙肝筛查，剔除了供血人员中的丙肝病毒感染者，有效地降低了因输血而感染丙肝病毒的机会，但其他途径如血液透析、牙科器械、文身、穿孔、毒瘾者的注射、不安全的性行为等导致的感染机会未减。丙肝病毒感染后常呈无症状状态，病人多不就医，就医检查肝功能亦多正常。而由于肝功能多正常，医生亦多忽视，而未予抗病毒治疗。未经治疗的丙肝病毒感染者 50%～80%将演变为慢性感染状态，其中 20%～30%可能发展为肝硬化、肝癌。这一后果，较诸乙肝，实有过之而无不及。

由于不治疗的后果严重，所以如今认为凡血中抗-HCV（抗丙肝病毒抗体）阳性者皆应治疗，且不论其肝功能如何、病毒量多少，这一点与乙肝的抗病毒治疗的策略有所不同。如今在我国用于治疗丙型肝炎的药物为聚乙二醇干扰素阿发 2a 合并利巴韦林。我国病人所染丙型肝炎病毒的基因类型恰好对此两药合并应用有很好的敏感性，治疗 48 至 96 周，有 $80\%\sim85\%$ 的病例能长期有效地控制病毒。丙肝病毒与乙肝病毒不同，它并不整合到肝细胞的遗传物质 DNA（脱氧核糖核酸）中，故"长期有效控制病毒"即意味着达到了"临床治愈"的目的。一些新型抗病毒药已在国外推出，有的仅需治疗 8 周即可有效，估计两三年内亦将在我国上市，则治疗效果将更有望提高。

遗憾的是丙肝疫苗至今尚在研制中，预防丙肝只能靠切断可能的传播途径，尽量避免输血及应用血液制品，力避医源性感染，拒绝文身、穿孔、毒瘾及不安全的性行为等。我国卫生行政主管部门已经制定了《丙型病毒性肝炎筛查及管理》的行业标准，必将进一步提高我国丙型肝炎的防控水平。

丙型肝炎是一种后果严重但也能治愈的病，实在应该引起我们充分的重视。凡有感染此病毒危险因素者皆宜做相关检查，如已感染应做治疗，争取治愈。其实，这种病的治疗也即是预防，因为清除了体内的病毒对社会来说便是清除了传染源，预防了再传染的发生，而对个人来说，治愈丙肝便是预防了肝硬化、肝癌。现代科技造福人类，莫因忽视而辜负了它。

准父母们应加重视之事

计划免疫是在儿童、青少年中按不同年龄层次，由国家规定必须进行的免疫接种。乙肝疫苗在我国已经列为儿童计划免疫项目近三十年。为促进乙肝疫苗的接种，国家已将儿童接种乙肝疫苗作为完全免费项目加以推广。儿童接种乙肝疫苗后保护率在95％以上，即这些儿童将不会再感染乙型肝炎病毒。

乙肝病毒感染后有慢性化的倾向，而且感染发生得愈早，慢性化的倾向愈严重。部分病例将形成慢性肝炎、肝硬化甚至肝癌。因此，预防乙肝病毒感染在某种意义上说，便也是预防了慢性肝炎、肝硬化、肝癌。据我国卫生行政主管部门的报告，由于乙肝疫苗的接种，近30年来我国至少避免了8 000万人感染乙肝病毒。另有报告称接种过乙肝疫苗的儿童肝癌发生率明显下降。

在人们乐见乙肝疫苗给我国民众带来福祉的同时，还必须关注：终究还有一部分儿童虽接种了乙肝疫苗，仍感染了乙肝病毒。而且这部分儿童在免疫力尚未健全时即遭感染，今后演变为慢性感染状态的概率可达 80％，后果严重。

　　造成这一情况的重要原因之一便是"围产期感染"，即婴儿出生前后的感染，又尤其是出生前的宫腔内感染。"血脉相通"是文学家的语言，胎儿在子宫里发育，与母亲其实各有一套造血机构、循环系统。母子之间有胎盘、脐带相连，母体内的营养物质透过胎盘滋养胎儿。但这胎盘又有隔离作用，母体血液中的细菌、病毒并不能透过胎盘进入胎儿体内。但是若胎盘功能不健全或是母亲血液中病毒含量过高，病毒仍可越过胎盘，形成宫腔内的感染。

　　现已证实，乙肝病毒 e 抗原（HBeAg）阳性的妇女，尤其是反映乙肝病毒复制（即繁殖）的乙肝病毒脱氧核糖核酸（HBV DNA）在每毫升 10^4 拷贝以上的妇女如果怀孕，胎儿发生乙肝病毒宫内感染的机会可高达 80％！胎儿尚未出世，已经遭受到感染，乙肝疫苗是预防感染的措施，自然已属无能为力。

　　我国育龄期妇女乙肝表面抗原阳性率约 7.8％，其中约 2.5％为 e 抗原阳性、病毒含量甚高者。按我国人口出生情况估计，每年约有 8～16 万新生儿在胎儿时已经遭受乙肝病毒的宫内感染，如今生育政策开放，这一数字还必将上升。

　　然而，近十余年来不断推出的抗乙肝病毒药，虽说尚不能简单地理解为可以根治乙型肝炎，但能明显抑制乙肝病毒的复制，阻断病情的发展，保障病人的健康。同样，抗病毒药物治疗抑制了乙肝病毒的复制，减少了母亲血中乙肝病毒的含量，也就能大幅度地降低宫腔内感染的发生，在配合应用乙肝免疫球蛋白与及时、充分注射乙肝疫苗的情况下，可以有效杜绝婴儿分娩前后遭受乙肝病毒感染的可能性。

乙肝病毒感染后常有一段病毒与人体相安无事的"免疫耐受期"，此时感染者并无不适，肝功能亦正常，受孕的乙肝病毒感染妇女可能多属此类情况，但无症状、肝功能正常，并不表示不会形成宫内感染。故育龄期的乙肝病毒感染者对此万不能掉以轻心。

免疫耐受期的"相安无事"其实是相对的，一旦平衡打破，肝炎即可发作。妊娠期间，为保障胚胎不受母体免疫力的攻击，孕妇的免疫功能多有下降，此时肝炎甚易发作。故为保障母体健康，血液乙肝病毒高含量的准母亲们亦应考虑接受抗病毒治疗。

所以准备生育的妇女，务必先做乙肝病毒抗原抗体及 HBV DNA 检查。如果 e 抗原阳性，并 HBV DNA 大于或等于每毫升 10^4 拷贝的，最好是先做抗病毒治疗，待 e 抗原转阴或 HBV DNA 下降到 10^4 拷贝以下时再受孕，将有可能极大地减少胎儿宫内感染的机会。当然，如急于妊娠，边用抗病毒治疗边受孕亦可，甚至自妊娠的第 24～28 周起用抗病毒药亦可以有效地减少胎儿宫内感染的机会。总之，凡血中乙肝病毒含量高的妇女，准备妊娠就得准备做抗病毒治疗。目前常用的抗乙肝病毒药中有替比呋啶、替诺福韦等都被认为在怀孕期间服用对母子皆是安全的。

此外，亦有文献显示乙肝表面抗原阳性或 e 抗原阳性的男性，精液中亦可能带有乙肝病毒，亦有可能引起宫内感染，故拟生育的准爸爸们亦应该做相应的查治。

为人父母者谁不愿意自己的子女健康幸福？乙肝病毒感染是我国人民健康的大敌，宫内乙肝病毒感染将祸及子女，对此，现代科技的进步，已经有了很好的预防方法，至少绝大多数的宫内感染是可以预防的，准爸爸妈妈们岂能疏忽此事？

第六篇

科学行为保健康

先看全科医生好

人的病，究竟有多少种？据说有人查遍医书，统计出有一万零八百种。不过看来肯定不止此数，因为若是人只生书上有的病，这医生就好做多了。人生的病有许多是不典型的、混杂的、前所未见的。但是大致上也还有个谱：病有轻重之分。

轻的如伤风感冒、肠炎腹泻、咳嗽吐痰之类，重的如心肌梗死、脑溢血、癌症等等。如何治疗？轻的吃点药，甚至不用吃药，只需多喝开水、早点睡觉便可。重的要送医院急救，或许还难以挽回，一命归西。

疾病既有如此差异，医疗岂能统一模式？

古代的医生走街串巷，"送医上门"，或者虽有定所，也多应邀至病人家中，在病人床前为病人诊治，所谓"临床医师"一词即出于此。后来认识到患传染病的病人应隔离，将病人集中一处进行医疗，集中之处，称为医院。再后来，医学发展，疾病的诊断、治疗多赖设备的支持，而这些设备多无法携入病人家中，故

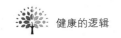

凡疑难危重之症皆需前往医院医疗。

由于诊断技术的发展，尤其是 X 线诊断的普遍应用，渐渐地医生们对单纯应用视、触、叩、听的诊断方法有点不放心了：咳嗽厉害的，还是"照个 X 光"吧，别是肺炎；崴了脚的"拍个片子"吧，要排除骨折才好……

X 光确实能"照出"听诊器听不出的小片的肺炎，"片子"也确实能拍出手摸不出的骨折。于是医生上门的"临床"诊疗逐步演变为病人到医院的"临机"诊疗了。医院越大、设备越多，病人也就越多。于是形成了病人向大医院集中的倾向。

在我国，又要求医生挂牌应诊，说明擅长治疗何种疾病以及其资质如何，以便任病人挑选。病人于是发现：大医院里还有些对某种病有专长的专家。治病的事性命交关，看病当然要找专家，于是又形成了病人向大医院里的专家集中的倾向。

终于医院越弄越大，专家越来越忙。检查越多，花费自然越多；都要看专家，自然一号难求。于是"看病贵、看病难"的问题出现，而且"改来改去"都难以解决。

人是理性的动物。人们终于发现，似乎并不是所有的病都是严重的，并不是所有的不舒服都要做检查、"拍片子"的，也不是所有的病都必定要专家看的。那么一些比较轻的病能不能先在社区的诊所里请那里的全科医生看一看呢？当然是可以的。于是我国卫生行政部门提出"小病在社区（诊疗），大病到医院

（诊疗）"。

不过病人担心：小病会变大病，在社区诊疗会不会被耽误了？确实，有小病变大病之事，但是不多，而且小病治好了也就不变大病了。再说，在社区的医疗是连续性的医疗，医生就在"家门口"，病情转化容易被发现。而一旦病情转化，全科医生便有责任将病人转给有能力处理这病情的医院和专家，可免病人"病急乱投医"，病人省心、省时，能得到及时有效的治疗。"适时转诊、将病人转向有能力处理病情的机构和医师"也是全科医生的基本技能之一。

特别是如今大量的慢性病如心脑血管病、糖尿病、癌症等病人在经过专科治疗、病情稳定后，还需要长期的，可以说是终生的医学照顾，比如药物调整、饮食指导、心理疏导等等，由于这些慢性疾病常常合并存在，故擅长治某一疾病的专家事实上也难完全胜任，而在社区工作的全科医生又恰以"慢性病管理"为专长，此类病情稳定的慢性病病人在社区由全科医生诊治，自然最是相宜。

在日常生活中人们有时还会有某些不适，比如头痛、腹胀、疲乏、低热等等，这些不适可能与过于劳累、心情不佳、环境变化等有关，并不一定有明确的病理基础，而且多为一时性的问题。这些"不适"在专科医院检查多数不得要领。若在社区由全科医生做初步判断后给予相应的处理，多能轻松解决。

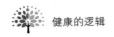

所以除急症外，无论大病、小病，甚至不一定是病的不舒服，先在社区由全科医生诊治，必要时由全科医生转诊，仍是方便民众、合理利用卫生资源的上上之策。如今我国推进"分级诊疗"便是此意，其实在世界各发达国家亦皆是如此做法。

有病先在社区诊所看全科医生，乃是智者之举。

医学亦有无奈之处

　　古人在生活中偶然发现吃了个什么东西肚子疼减轻了些，或是敷了什么草伤口出血停止了，于是口口相传，成了经验。等到有了文字，记录下来，便成了医学。后来生产发展，不必人人都去找吃的了，社会有了分工，有人种田、有人造屋、有人经商、有人做官当老爷，也就有人学习医学为人治病，成了医生。

　　病得严重会有生命之虑，所以治病便有了保全生命的意义。但是，比之于人"难免"会生病，人的生命却"必定"会有终结。生、老、病、死，是自然界的规律，任何人都不能幸免。因此通过治病保全生命的意义便有了个限制，即不可能通过治病永远保全生命，亦即有时治病并不能保全生命，而且每个生命皆会有此遭遇。民间有所谓"医生是治病的，不是治命的"说法，便是对这一问题的朴素的理解。

　　欧洲文艺复兴之后，以实验为基础的现代医学兴起。其时正是传染性疾病猖獗之时，随着现代医学的发展，许多传染病的病因被查明、病源被消灭、病人被治愈，医学使得人类对传染病之战取得了辉煌的成果，尽管如今仍然还需继续防范新的传染病发生，或有老的传染病死灰复燃。但在绝大多数发达国家，甚至包括发展中国家，民众大量面临着的却是许多如心脑血管病、糖尿病、癌症、慢性呼吸道疾病等慢性病，这些疾病严重威胁民众的生命和健康。据我国卫生行政部门统计，此类慢性病占了我国居民死亡原因的 86.5％！

面对这一现实，医学自然也在努力，并且也卓有成效：降压药可以将血压降到正常、降糖药可以完全控制血糖、"支架"可以使阻塞的冠状动脉恢复通畅、患了癌症的器官可以切除、功能衰竭的器官可以更换……医疗技术的成就使人的寿命得到了显著的延长，如今我国民众的平均期望寿命已达 76 岁，发达地区已超过 80 岁，达到了世界先进水平。因此，在医学界部分同人中，可能是所谓"做一行，爱一行"的心理作用吧，颇有自诩之意。医学界的这种乐观情绪影响及于民众，到了民众中更进一步发展成为"医学万能"的概念，以为不论何种情况，医生皆应能把病治好，否则必是医生不尽力，如病人因病死亡，则必是"医疗事故"。而社会各界更多以"人命关天"而对此予以同情或支持。

其实面对许多疾病，尤其如今大量的慢性病，医学的能力也十分有限：血压可降，高血压病难愈；血糖可恢复正常，糖尿病并未治愈；冠脉虽已再通，冠心病基础仍在；癌瘤可以切除，但不等于癌症痊愈。更不消说病人若已病入膏肓，医学哪有回天之力。

再说疾病的治疗还伴有风险，即使是中医主要以服药治病，也是"是药三分毒"，可能有这样那样的毒副作用；西药多精致，每以毫克论，毫克者，公斤之百万分之一也，有时治疗量与中毒量之差只十数毫克而已，用药如过独木桥，更遑论手术治疗，需先施以麻醉使之失去知觉，然后开膛剖肚。心脏之大手术，需先使心脏停搏，以机器代之，术后再使心脏复跳，脑之外科手术，则需先锯开颅骨，避开重要神经，即华佗亦未必胜任……而今的大型医院则"终年无休"地反复从事此类高风险的诊疗。某药有毒副作用，但为治病所必需，医生只能"两害取其轻"，用了此药，若有毒副作用发生，医生应取补救措施，病人亦应理解。手术有了并发症，多因病人体质、外部条件或势难避免之缘故，因医生操作不善引起者极少，即使或有阴错阳差，亦非医生的本愿。医生固当谨慎，病人亦当理解和宽容。

医学是"发展中的科学"，并非尽善尽美。医学有局限性，医疗有风险性，在生、老、病、死的自然规律面前，医学能做的只是维护生长、延缓衰老，尽可能地治疗疾病、减轻痛苦、推迟死亡而已。

愿社会各界理解医学之局限。亦愿医界同道理解治病固应尽

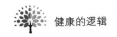
力，更应注重预防。促进人类的健康方是医学的终极目标，人们还应理解维护健康亦是自身应尽之责，在这个基点上理解医学，则医学兴旺、人类健康。

健康不靠吃药

    随着近代科学技术的进步，尤其是合成化学与制药工业的发展，各种各样的药品大量地生产出来。药是治病的工具，人病了，用了药，病好了，人又恢复了健康。渐渐地人们觉得这药是个好东西，而且无所不能，身体有任何的不适，首先想到的是吃药，甚至并无不适，也希望吃点药来促进健康。

    在如今的商业社会中，药品作为一种特殊的商品，也有它的经济属性。药商要谋利，有意无意地促进了民众对药的需求。花些钱，吃了药，病好了、更健康了倒也罢了，但是，"水能载舟、亦能覆舟"，药品是一种特殊的商品，特殊就特殊在：一是并非每个人任何的不适皆可以吃药解决，二是药品还有它的毒副作用，弄得不好适得其反，甚至会损害人的健康。这就和买个苹果、买个面包吃大不一样了。

    如今我国经济发展，民众生活水平提高，国家的医疗保障普及，以致民众对药品的需求得到释放，甚至形成对药品的某种依

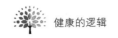

赖，这表现在：

有些症状如咳嗽、吐泻等多数是身体为排除入侵的细菌、毒素等异物的保护性反应，若不严重，本可不必服药；发热、腹痛多为疾病的信号，应查明病因处理，若不严重，也可不必应用退热、止痛药，不适当地应用退热、止痛药有时反而会掩盖真正的病情的变化。我国民众大多将这些症状视为疾病的本身，希望用药物消除它。有些症状如食欲不振、睡眠不佳等多与环境、情绪等有关，其实应该注意调节情绪、改善环境，而不是首先考虑吃药。

由于抗生素对细菌感染性疾病的疗效深入人心，以致凡遇感染，病人都希望应用抗生素治疗，其实许多病毒性感染用抗生素治疗多无效。由于许多感染都会发热，于是甚至有人一旦发热不问缘由，皆希望用抗生素治疗。

许多老人身患多种疾病，或有多种症状，他们往往按图索骥，希望用各种各样的药物逐一应对他们的每一个症状，结果每天常常要服用甚至近十种药物。当然，造成这一现象，与专科医疗、"各开各的药"也有关系。其实，在病情稳定时，应由全科医师统筹治疗，抓主要矛盾，采用必要的药物治疗。

许多人相信多吃些维生素、中成药等有益无害，甚至不无小补，总是好的，所以往往在有效治疗的同时，锦上添花，还要求服用许多辅助性药物。当然，这有时也是医生的主张。

有些病人病情进入终末期，药物已难望疗效，本应主要采用减轻症状的治疗，以减少病人的痛苦，但有时病人或家属仍要求"积极治疗"，使用了事实并无效果的药物，徒费钱财，甚至增加了痛苦。这种情况在晚期肿瘤病人的治疗中较为多见。

相信吃"补药"能强身。一些中年男性希望"补肾"以增强性功能，一些女性希望"排毒"以达到美容的效果，即使无病也吃药⋯⋯

药物是人类文明的产物，本为治病而设。在人类与疾病抗争的过程中，药物功劳大矣，可以说没有药物，就没有人类今日之文明。药物如今仍是人类生活不可或缺的物品。

但是，也须理解药物并非万能，并非任何疾病或健康的问题皆可以通过用药解决，许多慢性疾病更难望药到病除，这些疾病甚至需要持续终身的治疗和生活行为改善。而且，我们还应该理解，药物是一把双刃剑，如果使用不当，在治病的同时，不但花费钱财，还会对人体造成这样那样的危害，甚至危及生命。据报道，美国每年死于药害者达 20 万人之多，我国或当不止此数，只是有时难于区分是病、是药的罪责罢了。

我国古代有"用药如用兵，当慎之又慎"的说法，是有道理的。现代医学提倡"循证医学"，任何医学处置皆应有足够的科学依据，用药当然亦是如此。具体到每一位病人的用药的品种、剂量、疗程等等皆应仔细权衡得失，方不致误。

当然，就像最好不生病一样，最好也不吃药。健康来自健康的生活方式：合理饮食、戒烟限酒、适当运动、心理平衡。健康了，不生病了，自然也就不用吃药了。若说"用药如用兵"，孙子兵法里就有以"不战而屈人之兵"为兵家的最高境界。那么不用吃药打针，以健康的生活方式来争取健康，就是医家，也是大众的最高境界了。

"少肌症"知道吗？

我国如今国泰民安，经济发展，加以医疗进步，人们的寿命显著延长，社会人口结构出现老龄化。老人的健康问题亦越来越多地引起了社会的关注，因为人们不仅希望长寿，更希望健康的长寿。

对于老年人的健康问题，防病当然是首要之事，但是没病并不等于健康，例如老年人的精神健康问题其实也不少，好在近年来也开始受到重视，当然也是社会进步的表现。

世界卫生组织对于健康有一个完整的定义："健康是指人们在躯体上、精神上以及社会适应上的完好状态，而非无病或虚弱。"这个定义提到了"虚弱"二字，从字面上理解是说"不是不虚弱就健康"，但虚弱，肯定不健康。

虚弱是体力衰弱的表现，最常见的情况有二：一是病后体弱，一是年老力衰。病后体弱问题不大，因为病已好了，好生养息，终会康复。年老力衰就有点麻烦了，因为人不可能永远年轻力壮，只会越来越老，那么这"力"也就必然越来越衰了。当然，人要老是自然规律，无法抗拒。但是能不能人老而力不衰，或是少衰些呢？应该说是有可能的。

许多老人动作迟缓、步态蹒跚，除了一些是因特殊的神经系统的病变，如帕金森氏症、脊索硬化症等外，许多是因肌肉无力所致，而肌肉无力则多因肌肉萎缩引起。据研究，我国老年人肌肉萎缩情况十分普遍，60 岁的人肌肉的量只及年轻人的 80%，60 岁后减少更明显，80 岁的老人肌肉的量只及年轻人的一半了。肌肉萎缩、肌力下降是许多老人丧失生活自理能力的原因，也是老人容易跌倒的根源，而老人跌倒，尤其引起腰椎或下肢骨折的，有时甚至因此卧床不起而致衰亡。所以老年人肌肉减少一事，在老年病中称为"少肌症"，近年已受到医学界的关注。

少肌症的诊断不难，甚至可以望而知之，但治疗乏策。"大力丸"只是江湖上的把戏。对于少肌症，关键在于预防，预防之法一是锻炼、二是营养。这两件事当然对谁都是重要的，但对老年人预防肌肉萎缩来说，就更重要了。

锻炼，对一般民众而言，通常是提倡"有氧运动"，即持续一定时间的、中等强度的运动，如拳操、跑步、快走等，以达到通过运动加速呼吸、心跳，吸入更多的氧并运行全身，促进新陈代谢，增强心肺功能的目的。不过，为预防少肌症，运动学家还提倡在此基础上做些有意识的肌肉锻炼，即"抗阻运动"，在健身房里用拉力器等的器械运动即是。其实不一定都要去健身房才能做"抗阻运动"，许多小区有健身器材，应该充分利用。甚至在自己家中备个弹簧拉力器也能锻炼肌肉，两手抓两瓶矿泉水也能锻炼，甚至躺在床上、坐在椅子上有意地收缩肌肉，也是锻炼之法。当然不仅练上肢的肌肉，还要练腰腹的、下肢的肌肉，而且应该有一定的量并能持之以恒。

营养问题是人们普遍关心的事，不过其中误区也不少。对老年人预防少肌症而言，蛋白质和糖分是不能缺少的。肌肉是由蛋白质组成的，要预防肌肉萎缩岂能少了蛋白质？老年人消化吸收能力减退，还须多吃些易于消化吸收的蛋白质才好。动物蛋白比植物蛋白易于消化吸收而且利用率高，所以应多摄取动物蛋白，牛奶、鸡蛋应不可少，鸡鸭鱼肉亦应适当摄取。肌肉中应有丰富的肌糖原，方能提供肌肉活动的能量，而肌糖原来自饮食中的糖分，即淀粉质的食物，故老人亦需保证一定的食量，万不可节食。当然蔬菜水果亦不可少，老年人若食物品种不够丰富，酌情补充些"多种维生素"亦属有益。

少肌症的预防宜早开始，中年之后即应注意，到60岁后已属刻不容缓。当然，即使肌肉萎缩已成事实，甚至年纪已到"七老八十"，预防肌肉的进一步萎缩也是必要的。锻炼与营养虽说是预防之策，事实上做得好也有治疗的作用，肌肉多少也可以增加些，至少肌力可以增强一些是肯定的。

宜常看看方格纸

有人戏称，眼睛能感知外界的红、黄、蓝、白、黑，而眼睛的病亦有红黄蓝白黑——红眼病（急性结膜炎）、黄斑变性、青光眼、白内障、黑矇。这个总结倒是不错的，只是这黑矇虽是一时的失明，其表现在眼，但本质却是脑血管痉挛，内科医师多将其视为中风的先兆。

这黄斑变性则是实实在在的眼睛的病了。黄斑变性多见于老人，故原称"老年性黄斑变性"。不过后来发现这黄斑变性亦可见于中青年人，中年人生了"老年性黄斑变性"有点说不通，但此病确实是年龄越大患病概率越大，于是便改了个"年龄相关性黄斑变性"的病名。

眼科医生向病人解释病情时，常将人的眼球比作照相机，白内障是因眼球内的水晶体变性、透光能力下降乃至丧失所致。这水晶体犹如照相机的镜头，坏了，好办，换一个即可。白内障手术治疗后几乎立竿见影，病人重见光明，所以成了许多戏剧家的题材，也是慈善家乐于资助的项目。这黄斑变性可就不同了，眼球后部的视网膜是感光的部位，就犹如照相机里的胶卷，不过这胶卷却是无法拆卸的。视网膜上分布着许多的感光细胞，它们把感知到的光的信息传给视神经，视神经再把接受到的信号传入大脑的视觉中枢，一经组合，人便感知了这五彩缤纷的世界。视网膜上的感光细胞分布并不均匀，有一个感光细胞颇为集中之处，该处在眼底照片上略显黄色，故称之为"黄斑"。因此，可以说黄斑乃是视觉的中心部位。

　　黄斑在视网膜上，视网膜在眼球的最后面，这黄斑本可"稳坐军中帐"的。不意随着年龄的增长，这视网膜上却会长出些新生的血管来，这新生血管的出现本应理解为人体自身对抗衰老的反应，其目的在于增加这一重要部位的血液循环，延缓其功能的衰退。但在一部分人中这新生的血管却不健全，其中的血液会渗透出来，一旦发生，这些血液便会遮住视网膜上的感光细胞，使其无法感光。若血液积在视网膜下层，还会阻隔视网膜正常的血液供应，使感光细胞衰亡，造成不可逆转的损害。从这个结果来看，这种"抗衰老"的本能，事实上是帮了倒忙。

　　视网膜上产生些新生血管也许在老年人中并非罕见，问题是不能渗血，尤其不能在黄斑部位渗血。何以会发生这一病理状况？目前的研究看来是与遗传因素、吸烟、高血脂及过多地暴露于紫外线等有关，但尚未十分明确。

此病以往无法治疗，成为许多老年人致盲的原因。如今科技进步，此病既是新生血管肇事，可以用药抑制其新生，亦可用激光封闭渗血的新生血管，皆有不错的效果。但这些治疗仅适用于渗血的阶段，即"湿性黄斑变性"，若是感光细胞已经衰亡的"干性黄斑变性"则目前的医疗尚无能为力，当然已经有"干细胞治疗"、"视网膜移植"等治疗方法的探索，人们期待着这些探索的成功。

因此对于这"年龄相关性黄斑变性"亟需早期发现、及时治疗以保存视力。如何早期发现？说来却是十分简单：看看方格纸。不过不是一般地看一看，而是要"睁一只眼闭一只眼"地看。原来这"年龄相关性黄斑变性"虽说一般皆会涉及双眼，却很少有双眼同时发病的情况。当一眼发病时，由于另一眼正常，病人一般并无感觉，当然也有细心的人会觉得视物的立体感下降，向杯中倒水会倒在杯外等等，但一般皆不显著。因此，欲发现此病需有意识地"睁一只眼闭一只眼"分别检查。检查之法是用单眼看一种叫做"阿姆斯勒表"（此表可以自制，用细笔在一张 8×6 cm 白纸上画满 2.5 mm 间距的纵横线条，当然不能歪斜）的方格纸。如看到这方格纸的中心有一团黑影或是看到方格扭曲，则十有八九即是此病，应即就医查治。

"年龄相关性黄斑变性"的发生与年龄相关，人会变老，势不可挡。发病因素与遗传相关，亦无可奈何，但吸烟者应戒烟，高血脂者应治疗，阳光灼热之时外出应佩戴墨镜。平日多吃些富含叶黄素的食物，如深色蔬菜、柑橘、猕猴桃等，或有益于视网膜的健康。但早期发现此病、及时治疗亦是保存视力之关键。幸而检查之法极为简单，只需常常"睁一只眼闭一只眼"看看方格纸而已。

我国已经进入老龄化社会，事关老人健康的事，人人皆应关注之。

守住底线，小心受骗

　　人难免会生病。生了病看医生，天经地义。不过医学也非万能，并非任何病都一定能彻底治好，这就与人们的期望值产生了差距。再者，随着人们物质生活水平的提高，人们不但希望不生病，而且希望更健壮、更漂亮、更聪明、更长寿，这当然也无可厚非，不过医学给出的健康之道是"合理饮食、戒烟限酒、适当运动、心理平衡"，而且要持之以恒。这便让一部分人感到为难，他们希望有便捷的方法立竿见影地达到这些效果。

　　一部分人的愿望与医学实践之间有了差距，于是便有了钻空子的人，他们施尽浑身解数、鼓动如簧之舌，抛出种种诱饵，诱使一部分人上当受骗。结果无一例外的是病仍未看好，甚至更加严重，或身体未变健壮，有时还会出现毒副作用。中老年人生病的机会多些，对健康的需求也更加迫切些，也便成为最易上当受骗的群体。

　　在疾病治疗方面大致有三类病人最容易中招：

最多的是一些如糖尿病、高血压等慢性病，这些疾病本有成熟的医疗方法，但有些人却希望能"除根"，这便给"游医"们以可乘之机，他们往往宣称现在常用的药物都有毒性，不能长期服用，而他们却有祖传秘方可以根治。

二是一些难治之症，诸如晚期肿瘤、中风后遗症、一些神经系统疾病等，其实无论中西医皆无良策，但他们则宣称有治愈之法。

三是一些病人不愿启齿之疾，如性病、性功能障碍等。其实此类疾病并不难治，但去那些非正规医院则会耗费大量金钱。

在保健方面被宣传最多的是"提高免疫力"，因为在许多人的概念中免疫力提高了便可以不生病，其实如今威胁人们健康的慢性病皆与日常所说的免疫力无关。其次便是"抗氧化"、"排毒"之类，似乎是抗了氧化、排了毒，便可以抗衰老、可以长寿了。还有一类便是针对女性的养颜、针对男性的"补肾"（实为增强性功能的隐喻）等等。

这种故弄玄虚的"保健"之法让人损失些钱财还是小事，许多保健品商人还违规宣传他的保健品有治病的奇效，影响病人接受正规治疗，甚至误人性命，就不啻是"谋财害命"了。

这些非正规的医疗机构、保健品商人为了达到逐利的目的，也深谙这些容易上当受骗的人群的心理学，他们或登广告，或网上宣传，或无偿赠书，或开办讲座，或称祖传秘方，或称宫廷用药，或说得自华山老道，或谓哈佛大学最新研究，或请"托儿"现身说法，或用魔术当场演示……一旦见你入彀，或称打折降价，或称赠送大礼，总之掏空你的钱包为止。

对于这种乱象丛生的医疗保健市场，当然希望政府部门加强管理。不过人们也应该对此"增强免疫力"，不受其蛊惑。要做到这一点首先要理解，生、老、病、死是一种自然规律，人对于这个自然规律的干预能力有限，除医疗机构认定的治疗方法之外，有什么秘方之类，多属无稽之谈；争取健康须从健康的生活行为入手，希望通过吃些保健品或是"补药"之类增进健康，多不靠谱。

此外，人们实在应该多学习些保健防病方面的科学知识，更需提高科学的思想方法。比如曾见一卖保健品的店家演示其所售保健品的降脂功能：取两玻璃杯各置入猪油一块，取某降脂药辗碎置水中倒入，猪油不溶化，取其保健品置水中倒入，未几猪油溶化。众人称奇，纷纷购其保健品，而无一人质疑：果若如此，服了下去人的胃会不会也被溶化？

所以欲避免上当受骗，还需从提高科学素养入手。当然此非一日之功，不过若以相信正规医疗机构的意见为底线，上当受骗的机会也就少了。

"饭后不能吃水果"之辩

近年来坊间流传一种说法，说是"饭后不能吃水果，不然会肚子疼"，此说流传甚广，甚至见于某些授人健康知识的科普读物之中。曾有人疑惑：偶或在餐后吃点水果，似乎也未肚子痛，何也？

考诸此说之原理，谓是"食物入胃，需有 1～2 小时的消化过程，而后才能排出，若饭后即食水果，必被先期食入之物阻滞胃中，水果在胃中停留时间过长，因其中多为糖分，即碳水化合物，在胃中消化产生二氧化碳，因而引起胃胀、腹痛"云云。此种解释有物理的、化学的理论基础，似乎证据确凿。

不过若稍了解些人体生理学，便可发现此说之不正确。

食物的消化过程始于口腔，牙齿将食物咬碎，拌以唾液使之易于吞咽，唾液中的淀粉酶开始消化淀粉使之分解为葡萄糖。食物经食管进入胃中，胃是一个不断蠕动的器官，其作用是将先后食入的食物与胃液搅拌在一起，成为糊状，称为食糜。食物与胃液充分接触，胃液中所含各种酶类，如淀粉酶、蛋白酶、脂肪酶等对食物起到消化的作用。这个过程确需1～2小时或更长一些的时间，然后胃的出口，即幽门开放，胃中初步消化的食糜进入十二指肠。食糜在十二指肠中又有胰液与胆汁的加入，使食糜进一步消化，并向空肠、回肠转送，空肠、回肠中的有益菌类亦参与了消化食物的作用，然后食物中的营养成分被肠壁上的"绒毛"吸收，并输送至肝脏进行一系列的生化代谢而终为人体所用。不被吸收的食物残渣则进入大肠，最终成为粪便排出。

在这一系列的叙述中，与本文话题相关的是："胃是一个不断蠕动的器官"，它将"先后食入之食物与胃液搅拌在一起"。所以"饭后"吃进来的水果，只要胃中食物还在，便也"不分先后"地与先吃进来的食物混在一起了，并不存在被"阻滞"在胃中"停留时间过长"的问题。若说水果多糖分，其实米饭、馒头、面条中的淀粉亦属糖分。水果中的果糖，一如米面中的淀粉需转化为葡萄糖方能为人体利用，并非在胃中即能彻底消化。食物经消化吸收之后，多需在肝脏中经过一系列的生化代谢，方能成为"为我所用"的物质。水果等碳水化合物最终才能转化为二氧化碳与水经肺、经肾排出体外，并非在胃中即能产生二氧化碳与水，以致胃胀、腹痛的。

这便是许多人饭后吃了水果并无任何不适的原因。

水果含丰富的营养素，提倡每人每天吃200～300克水果，至于什么时间吃、饭前吃还是饭后吃，其实悉听尊便，是用不着过于讲究的。

在健康资讯里，此类似是而非的说法不少，以致常有"辟谣"之需。这些说法不断产生，而且很容易传播，要清除其影响却是不易。

比如前不久网上忽然传出：洗澡时不能先洗头，不然便会发生"脑溢血（脑卒中）"！谓是洗澡时若热水先接触头部，热胀冷缩，于是头部血管扩张，大量血液拥向头部，于是血管破裂便发生脑溢血云云。此说令许多老人大吃一惊，因为历来洗澡皆是自上而下，先头后足的，于是庆幸自己无恙，并赶紧通知老友……

热胀冷缩是小学生的常识，但人脑在脑壳之中，人的体温恒定，脑部血管的舒缩岂是淋在头上的热水所能左右？何况沐浴的水并不会在头上滞留，而是早已淋湿全身，又何来独是脑血管扩张以致发生脑溢血呢？

凡此种种，看来作此说者，固属善意，但显然缺少了些医学知识，以致"似是而非"。

关乎民众健康之事，大事也，医务同仁宜多关注，多做正确的宣传解释。媒体同仁亦宜多些辨别能力，勿误信、误传，则民众幸矣。

吃个大饼也能"增强免疫力"

在现代医学的词语中，"增强免疫力"一词，大概是为广大民众最熟知的词语之一了。其原因应是与以往传染性疾病流行有关。因为这个"疫"字便是指传染病。看看旧时的报纸："是年夏秋之季，时疫流行，染病者吐泻不止，数日告毙，死者无数……"这"时疫"便是与季节相关的传染病，从对病人症状的描述来看大致是霍乱。要阻止传染病的流行便要隔离和治疗病人，切断传播途径、保护尚未染病的人群，最有效的保护办法是"打防疫针"。"打防疫针"的目的便是增强人们的免疫力，让人们预防，不生这些传染病。

随着社会的进步、医学的发展，在包括我国在内的许多国家，天花、鼠疫、霍乱、伤寒、痢疾等急性、烈性传染病大多已被控制或消灭。一些感染性疾病，诸如感冒、气管炎、肺炎、肠炎、泌尿道感染之类如今也还是有的，这些疾病虽亦因细菌、病毒等引起，但传染性不强，故病人无需隔离，无病之人一般亦无需打防疫针，当然通过增强体质、注意卫生，增强对此类疾病的免疫力也是好的。

增强对传染病、感染性疾病的免疫力当然是好。不过如今对人们的健康威胁最大的心脑血管病、糖尿病、癌症等却皆与日常所说的免疫力无关。"增强免疫力"并不能预防此类疾病。即如癌症，在讨论其发病因素时，虽亦说到"老年人免疫力下降"容易发生癌症。不过与癌症相关的"免疫"是由胸腺主导的细胞免疫，胸腺是胸骨后面的一个如栗子大小的腺体，其所产生的胸腺素支撑了抑制癌症发生的细胞免疫功能。人到中年以后胸腺萎缩，细胞免疫功能下降，是中老年人癌症高发的原因之一，但这与通常所说预防传染病、感染性疾病的属于"体液免疫"的免疫力并不是同一回事。

随着医学研究的发展，近些年来又发现有一大类疾病却是与免疫功能亢进，严格地说是与免疫功能紊乱有关。此类病人身体的免疫功能亢进，不适合地产生了许多"抗"自身组织的"抗体"，如抗皮肤的抗体让病人脸上生"红斑狼疮"，其实患红斑狼疮的病人往往全身多个器官受到相关抗体的危害，不仅在于皮肤上的狼疮。又如抗关节软骨的抗体损伤病人的关节，导致关节疼痛、畸形，形成类风湿性关节炎。同样，严重的类风湿性关节炎也会涉及心脏、眼睛等等。本来是对抗外来入侵的细菌、病毒的抗体，这回"大水冲了龙王庙"，人体反而因此生病，而此类疾

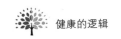

病治疗不易、根治更难。

这类疾病过去多称为结缔组织病或胶原性疾病，如今则多将其归于"风湿性疾病"一类，包括红斑狼疮、风湿热、类风湿性关节炎、白塞病、干燥综合征、皮肌炎、硬皮病、血管炎等等。还有许多疾病如肺纤维化症、免疫性肝病、肾病综合征、1型糖尿病、血小板减少性紫癜等等的发生机理上也涉及此类"自身抗体"的作用。随着医学研究的深入发展，过去许多所谓"原因不明"的疾病中就有相当一部分与这"自身抗体"的作用有关。所以人体的免疫功能对人体的健康而言，实在也是一把双刃剑，过犹不及。

如今在临床医疗工作中已经很少有要关照病人增强免疫力的必要了。但是这个"增强免疫力"的口号却被保健品商人接了过去，贴在他的商品上，让许多从当年传染病、感染性疾病盛行时期过来的中老年人中招。

其实，健康的生活方式——合理饮食、适当运动、戒烟限酒、睡眠充足、心境平和，都有利于维护人体的健康，包括免疫功能的正常。

"增强免疫力"其实只是个泛泛之词，说句玩笑话：弄个大饼吃吃也能"增强免疫力"。假如此人已经饿了三天的话。

女人与黄豆的那点儿事

"女人与黄豆的那点儿事"，什么事呢？

不是某女士研究出使黄豆高产的办法，也不是某女士的公司经营黄豆发了大财；说的是黄豆与女性健康的事。

黄豆营养丰富，价格低廉，而且为我国盛产之物，早在汉唐时期，中国人便发明了用黄豆做豆浆、做豆腐，使之更加可口，其中的营养也更容易吸收。千百年来，黄豆对我国各族人民的健康贡献大矣。何以独提女性？

原因是现代科学研究发现黄豆中除了含有蛋白质、脂肪、维生素、矿物质外，还有些类似黄酮类的物质，但又并非真正的黄酮，故称之为"异黄酮"。进一步研究的结果发现这异黄酮的化学结构却与女性的雌激素有几分相似，于是便有人称之为"植物（来源的）雌激素"。

这个名称太引人注目了。因为女人之所以成为女人，便是因为女性有雌激素，不想这黄豆之中竟然也有此物，于是引出了人

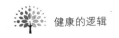

们丰富的想象力：

女孩子青春发育之后出落得闭花羞月，是因为雌激素的作用，那么女性多吃些黄豆或豆制品，岂不是能永葆青春？

更年期的女性卵巢功能逐步衰退，以致产生的更年期综合征便是因为体内雌激素逐步减少的结果，那么多吃些黄豆或豆制品，应能治疗更年期综合征。

总之，无论老少，女性一生中都应该多吃些黄豆或豆制品。

甚至还有想象力丰富之人想到，中国男人不及欧美男人之阳刚，是不是黄豆或豆制品吃得太多的缘故？

不过问题来了，科学研究表明：过多的雌激素的刺激可能会触发乳腺癌。这可是要命的大事了，那么，女性不能吃黄豆，不能吃豆制品！？

女人究竟应该如何对待这黄豆？

科学研究表明，这"植物雌激素"其实有雌激素之名而无雌激素之实。激素是生物体内物质新陈代谢的启动剂、促进剂，不同物种之间有很大的差异。多吃黄豆及豆制品，吃进来的植物雌激并不能使女性永葆青春，也治不了更年期综合征，当然，也吃不出乳腺癌来。同样，男性朋友也不必担心多吃黄豆及豆制品，便会"吃掉了"阳刚之气。

那么黄豆与豆制品对女性来说，就完全等同于其之于男性，只有它的营养价值而无其他意义了吗？

也可能不是。因为近年的分子生物学研究发现：激素在人体内需与"受体"相结合方能发挥作用。这"受体"是一类特殊的蛋白质，"受体"这个名称便表明它是"接受"某种激素作用的物体。人体本身的雌激素与雌激素受体相结合后，发挥了雌激素的作用，使女人成为女人。这植物雌激素虽无人体雌激素之实，却有雌激素之形，它进入人体后却能鱼目混珠与人体内的雌激素受体结合。但它并非人体之雌激素，故虽与雌激素受体结合，仍无雌激素之作用。然而鸠占鹊巢的结果，却使人体本身真正的雌激素，没了受体与之结合，游荡在血液之中而无用武之地。

此说既出，女人与黄豆的话题又有了新进展：原来多吃黄豆或豆制品可以减少人体内雌激素的作用，那么结论又应该是：女人不能吃黄豆。年轻的女人吃多了，没了雌激素就会变成"黄脸婆"。中老年妇女不能指望它治疗更年期综合征了，它反而会加重更年期综合征！

女人多吃了黄豆或是豆制品就变成"黄脸婆"了吗？鲁迅先生笔下豆腐店里的"豆腐西施"吃的黄豆或豆腐必定不少，怎么还是"西施"呢？原来这黄豆中的"异黄酮"实在非常有限。有研究称，大约1公斤黄豆中所含的所谓植物雌激素即使有如人体雌激素之作用，也不过相当于0.01毫克的雌激素而已，实在是可以忽略不计的了。

因此，女人可以吃黄豆，也可以吃豆制品。不过除了营养作用之外，既不会因之得到美容，也吃不出"黄脸婆"来；既不能治疗更年期综合征，也不加重更年期综合征；既不会吃出乳腺癌来，也谈不上吃些黄豆或是豆制品就能预防乳腺癌。

黄豆中确有点异黄酮，也可以叫它植物雌激素，但不能"听风就是雨"，以为它就是雌激素，以为它就能美容、就能抗癌……

"没有量就没有效"，是药理学的基本原则。大凡说吃什么食品就能治什么病、防什么病时，其实人们都应注意这个"量"的问题——它所含的量能起到这个作用吗？

虽说"药食同源"，但食品，终究不是药。

出门旅游毋忘健康

古人说"行万里路胜过读万卷书"。我们中国人一直是重视旅游这件事的,可惜以往条件不济,能够游山玩水的只是些文人雅士之类,还要这文人已无功名利禄之心,这雅士也需有丰衣足食之资。对大多数温饱尚且不周的民众而言,旅游则是一件可望而不可即之事了。而今我国经济发展,国泰民安,加以国门开放,交通便捷,旅游一事于是甚是火爆。"旧时王谢堂前燕,飞入寻常百姓家"了,旅游已经成了我国民众生活中不可或缺的一部分,对此国家也着意提倡,调休而成长假,以方便旅游,更是中国特色。

旅游使人增广见闻,也可愉悦身心。国内游领略大好河山,更激发建设祖国之热忱;国外游体验异国风光,能增进人生阅历。不过旅游终究不同于雅室品茗、窗下读书。旅行在外,终不比在家安逸。人们常说,出门旅游安全第一,这话是不错的。这安全,包括人身安全、财产安全两个方面。财产损失尚可复得,人身安全自是第一要义。人身安全又涉及交通安全、身体健康两大部分，前者事关交通、公安等管理部门，旅行者只需遵章守纪便可，而身体健康问题则是全靠自己掌握了。

首先，应考虑身体条件是否适合外出旅游，尤其是远距离、长时间的外出旅行。若患有慢性病如冠心病、糖尿病、高血压等必须是在病情稳定后方可考虑旅游之事。即使一般说来身体尚属健康之人，若拟去一些特殊地区，如南极、北极、西藏高原等地，亦宜先去医院检查身体并征询医师的意见。去国外某些地区旅行可能需注射预防黄热病的疫苗或服预防疟疾的药物，一切皆应按规定办理，不可疏忽。

出发前应根据目的地的气象条件，准备好衣物鞋帽，其中鞋应为关注重点之一，鞋应适脚、防滑、防水，若系新鞋，出发前应试穿几日，并宜备一双拖鞋以便休息时使用。若去阳光灼热之处，应备遮阳帽、墨镜、防晒霜；若去雪域或是海边，墨镜亦不可少；若去热带地区可能还需带上驱蚊剂等等。

患有慢性病者外出旅游应备足需服用之药物，并妥为保存，勿使受潮变质。即使健康人士外出旅游，在行囊中亦应备妥常用药物：如治感冒之速效感冒胶囊、治腹泻的黄连素、止痛药去痛片，以及创可贴、万金油等外用药。

在旅行中最易发生的健康问题是：感冒、腹泻、扭伤、擦伤。感冒多因受凉而起，故依气温变化适时增减衣物最为重要，若有感冒发生宜多饮水，晚间可泡热水浴。感冒为自限病程，通常皆需四五日方愈。若有高热、剧咳、咳脓性痰等情，可能需就医诊治。一般感冒传染性甚低，同行之人可不必顾虑。腹泻多见于夏秋季节，尤多见于环境卫生不良之地。注意饮食卫生是预防腹泻的关键，一般宾馆酒店应该问题不大，小食摊的食物便不宜轻尝。此外，受凉亦可引起轻度腹泻，不过一般问题不大。腹泻可使身体失水，故宜多饮水。一般饮料中多含糖分，亦可有补充能量之作用，若无糖尿病不必忌讳。腹泻时可以进食些易于消化的食物，亦可多吃些酸奶，其中的益生菌多少可有些抑制致病菌的作用。若伴有高热、剧烈腹痛、排脓血样粪便者自应就医诊治。

扭伤最常见于足踝部，易发于穿着硬底、高跟鞋者，行走于崎岖之处，尤其是下坡"踏空"时最易发生。故"走路不看景，看景不走路"之说是有道理的。足踝扭伤，唯有止痛、制动之法。止痛可服止痛片，初期亦可用冷敷之法，如有冰块，用布包裹置于伤处，止痛效果甚佳。次日可用绷带缠紧踝部以收制动之效。

擦伤多发生于跌倒、碰撞之时。不按规定线路行走，尤其"抄近路下山"时最易发生这种情况。伤口上如有污物，应以清洁的流水或瓶装矿泉水冲洗，然后覆以清洁的纱布或纸巾，若有龙胆紫（紫药水）可酌情涂抹，酒精棉球可以涂抹伤口周围，以

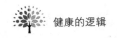

起消毒作用。

　　西方人多有探险性旅游，自然更多风险，国人如拟仿效，自应有详细应对之策。我国民众多休闲式旅游，有一种豪华游，动则舟车，食必鱼肉，若时间较久，往往使人增加体重、增高血脂，亦宜避免。

　　出门旅游，亦属健康生活行为之列，不过还需多加注意健康事项，方能确保安全，达成愉悦身心之目的。

走路防跌，吃饭防噎

如今我国已经步入老龄化社会。老人多发的心脑血管病、糖尿病乃至癌症等疾病备受关注。其实，在老人中高发的伤害事件，亦极应引起老人及家属的关注，老人自己当然更应加以注意。

老人体力衰退、反应迟钝、手脚不利索，在日常生活中遭受意外伤害的机会较年轻人要多。

在众多的伤害中，跌倒是最常见，也是常常带来严重后果的伤害。小孩子跌倒了，"在哪里跌倒就在哪里爬起来"，一般极少骨折。但老年人不同，因为老年人骨质疏松，一旦跌倒很容易骨折。

特别是高龄老人，尤其是跌倒后导致下肢或脊柱骨折，以致卧床不起者，可能产生一系列的并发症，如肺部感染、泌尿道感染、褥疮等等。除可因骨折引起脂肪栓塞外，由于不能活动，全身血液循环缓慢，还容易有血栓形成，阻塞重要血管，引发心、脑、肺的梗塞问题。骨折还可引发"应激性溃疡"，导致胃出血。至于便秘、食欲下降、心情焦虑或抑郁等，在跌倒后亦甚常见。老人多有些慢性病在身，此时往往加剧。故老人跌倒导致骨折，以致卧床不起者，确实问题多多，甚至有不低的死亡率。

既然老年人容易骨折是因骨质疏松引起，那么就应该治疗骨质疏松。所以老年人应该多吃些含钙质丰富的食物，多晒太阳，以利身体合成维生素 D，帮助钙的吸收，必要时还可应用一些减少钙从骨骼中流失的药物等等。不过，这些措施多数是缓不济急，预防跌倒方是要义。

老年人之所以容易跌倒，除了一些是因特殊的神经系统的病变外，许多是肌肉无力、肌肉萎缩引起。据研究，我国老人肌肉萎缩，即患"肌肉减少症"（少肌症）的情况颇为普遍。少肌症是许多老人丧失生活自理能力的原因，也是老人容易跌倒的根源。

少肌症治疗乏策，关键在于预防，预防之法一是锻炼、一是营养。

不过，练出肌肉或增强肌力也非一日之功，老年人在补钙、锻炼肌力的同时还是应该强调防跌。

高龄老人应适当减少外出活动，尤当雨雪之时；必要外出时，应有人陪同。乘坐交通工具时，上下车最宜当心。不过，据统计，老人跌倒大多还是发生在家中。

　　从容易发生跌倒的位置看，一是浴室、一是楼梯。老人所用浴缸不宜过深，以便出入。在浴缸前放置厚毛巾垫对出浴时防滑至为重要。浴缸旁可放一凳子，以便出浴后坐下来擦脚。此外，浴室墙壁上宜多装"把手"，以便把握。楼梯也是跌倒易发之处，老人应安排住在楼下，以减少爬楼的机会，必要上下楼时应注意把握扶手。

　　从容易发生跌倒的动作看，一是起身、一是攀爬。前者多数是在从卧床到起立的过程中，少数甚至可发生于从坐到立的过程中，老人起身的动作缓慢些便可避免。有些生活尚能自理的独居老人，有时会有攀爬取物的需要，此时最忌在大凳子上叠小凳子，应该使用"人字梯"，当然最好请邻家年轻人帮忙。

　　老年人用的座椅不宜使用脚下有轮子可移动的椅子，以免"坐空"跌倒。此外，无论居家或是外出，老人所穿的鞋防滑十分重要，在家中穿的拖鞋等在此方面较易疏忽，宜多加注意。

　　古来有"走路防跌、吃饭防噎"之说。跌与噎，倒的确都是老年易发的伤害。

　　噎，是指食物未及细嚼，猛然吞下阻在食管上端的情况，若阻在食管开口处尚有可能影响呼吸，造成窒息，有危及生命之虑。其实，还有"呛"亦亟需注意。呛，是指食物、水等进入气管引起的呛咳、窒息，以及引发的肺炎等。人的气管与食管皆开口于咽喉部，在做吞咽动作时"会厌"会遮盖住气管的开口，以便食物顺利进入食道。但老年人咽喉部的感觉迟钝，会厌的动作不协调，于是便有"呛"的问题出现。

细嚼慢咽是预防噎和呛的关键。老人在进食时须集中注意力，勿多谈笑或生气，以免"分神"。老人进食需要有一定的时间保证，切勿匆忙，食物宜制成小块，尽量避免含有骨头、鱼刺、果核之类的食物。

防跌与防噎，不止老人和家属需要关心，全社会都应该加以关注。